M. I. Shanavaz
Aravind R. Kudva
Prathap M. S.

Integridade marginal

M. I. Shanavaz
Aravind R. Kudva
Prathap M. S.

Integridade marginal

ScienciaScripts

Imprint

Cover image: www.ingimage.com

This book is a translation from the original published under ISBN 978-620-7-64836-8.

Publisher:
Sciencia Scripts
is a trademark of
Dodo Books Indian Ocean Ltd. and OmniScriptum S.R.L publishing group

120 High Road, East Finchley, London, N2 9ED, United Kingdom
Str. Armeneasca 28/1, office 1, Chisinau MD-2012, Republic of Moldova, Europe
Printed at: see last page
ISBN: 978-620-7-94506-1

Índice

ABREVIATURAS

CTE	COEFFICIENT OF THERMAL EXPANSION.
SEM	SCANNING ELECTRON MICROSCOPE
C-Factor	CONFIGURATION FACTOR
CDJ	CEMENTO-DENTINAL JUNCTION
GP	GUTTA PERCHA
ZOE	ZINC OXIDE EUGENOL
ADA	AMERICAN DENTAL ASSOCIATION.
GIC	GLASS IONOMER CEMENT
EBA	ORTHO-ETHOXYBENZOIC ACID
Ca(OH)2	CALCIUM HYDROXIDE
CRCS	CALCIBIOTIC ROOT CANAL SEALERS
IRM	INTERMEDIATE RESTOATIVE MATERIAL
CSA	CAVOSURFACE ANGLE
AMA	AMALGAM MARGIN ANGLE
DEJ	DENTINOENAMEL JUNCTION
MTA	MINERAL TRIOXIDE AGGREGATE
CAD-CAM	COMPUTER ASSISTED DESIGNING- COMPUTER ASSISTED MILLING
RMGIC	RESIN-MODIFIED GLASS-IONOMERS
CPP-ACP	CASEIN PHOSPHOPEPTIDE-AMORPHOUS CALCIUM PHOSPHATE

INTRODUÇÃO

A integridade, como palavra, implica totalidade, completude ou solidez, ou seja, é o resultado de um ato de reunir como um todo para sustentar. Uma vez que as mudanças são inevitáveis, a "credibilidade" é apenas a virtude da "integridade e capacidade de sustentar as mudanças".

A humanidade sempre se debateu com o problema de restaurar as partes do corpo que se perdem em consequência de um acidente ou de uma doença. Desde o início da medicina dentária, os clínicos sempre foram confrontados com estes desafios e os meios de substituir a estrutura dentária em falta por materiais artificiais continuam a representar uma grande parte da ciência dentária.

Para um dentista, os requisitos ideais de um material de restauração dentária são [1,2]

1. Boa ligação química e física ou uma combinação de ambas à estrutura dentária.
2. Encolhimento mínimo.
3. Boa resistência e durabilidade.
4. Boa resistência ao desgaste e compatibilidade.
5. Opção de preparação conservadora.
6. Isolante térmico.
7. Ausência de manchas e de propriedades corrosivas.
8. Biocompatibilidade.
9. Estabilidade dimensional.
10. O coeficiente de expansão térmica deve coincidir com o da

estrutura dentária.

11. Integridade marginal.

A integridade marginal ou o selamento marginal de um material de restauração dentária deve adaptar-se bem para evitar qualquer dano adicional à estrutura dentária sob a forma de cárie secundária, irritação pulpar ou abuso da base pulpar do dente.[3] Existe sempre um espaço microscópico entre o dente e a interface da restauração que alberga a placa bacteriana e a entrada de fluidos orais, que é responsável pela coloração marginal, sensibilidade dentinária, cáries recorrentes e, finalmente, desenvolvimento de patologia pulpar.

Uma vez que todos os dias são introduzidos no mercado materiais mais recentes, é urgente incorporar novas modalidades de tratamento para resolver o problema das microfissuras. Devido às deficiências de muitos materiais de restauro, o desenvolvimento de agentes de ligação à dentina, bem como de formulações de ionómero de vidro, juntamente com os esforços para compreender os vários parâmetros de adesão no ambiente oral, estão a ser focados com grande importância, de modo a proporcionar uma nova visão sobre o desenvolvimento de uma adesão mais estável e a longevidade clínica do material de restauro.[5] Para avaliar a capacidade de selamento marginal de vários materiais de restauração, estão a ser utilizadas muitas técnicas, como a utilização de corantes, marcadores químicos e isótopos radioactivos, como modalidades principais. [67]

Um fator essencial na longevidade de uma restauração é a capacidade de selamento marginal do material restaurador.[8] O principal objetivo da restauração dentária é a proteção da dentina exposta contra as bactérias e as suas toxinas.[9] As alterações dimensionais e a falta de adaptação da restauração às paredes da cavidade podem levar a fugas marginais com movimento de fluidos e moléculas e à entrada de bactérias e produtos bacterianos.[10] A interface entre a restauração e o dente é uma área de preocupação clínica, uma vez que o selamento insuficiente pode resultar em descoloração marginal, cáries secundárias e pulpite.[11] Por conseguinte, o selamento adequado é essencial para um desempenho clínico ótimo.[12]

A literatura nem sempre é coerente com a terminologia das fugas. São discutidos diferentes níveis de fugas, tais como fugas clinicamente detectáveis e fugas clinicamente não detectáveis mas com ausência de adaptação segura. Esta fuga "oculta" é geralmente designada pelo termo microfugas. A microinfiltração pode ser definida como a passagem clinicamente indetetável de bactérias, fluidos, moléculas ou iões entre a parede da cavidade e o material de restauração.[13] Clinicamente, a microinfiltração pode levar a manchas nas margens das restaurações, sensibilidade pós-operatória, cáries secundárias, fracasso da restauração, patologia pulpar ou morte pulpar e perda parcial ou total da restauração.[14, 15] (Fig: 1).

A microinfiltração está normalmente associada à invasão do ambiente externo através das margens da restauração, mas a microinfiltração também pode ocorrer internamente. Nos estudos mais recentes, foi descrita uma nova forma de fuga, a nanoinfiltração.[16] A nanoinfiltração é um tipo específico de fuga nas margens da dentina das restaurações com transporte de fluido através de algumas camadas de ligação da resina e é detetável apenas por técnicas de microscopia eletrónica. Neste caso, as vias de transporte não estão relacionadas com a partição a granel do material, mas com a degradação hidrolítica. A nanoinfiltração pode estar relacionada com o procedimento de condicionamento ácido, permitindo a penetração de fluidos pulpares e orais, tais como ácidos, em porosidades dentro ou adjacentes à camada híbrida. A nanoinfiltração é independente da microinfiltração. A quantidade desta penetração depende do tipo de agente de ligação utilizado, da natureza hidrofílica dos monómeros do adesivo e de diferentes parâmetros da técnica de aplicação, como a humidade da dentina e o tempo de condicionamento. A nanoinfiltração é menos extensa do que a microinfiltração e provavelmente não tem relevância clínica imediata. No entanto, a estabilidade a longo prazo da ligação adesiva entre a dentina e o material de restauração pode ser adversamente afetada pelo fenómeno de degradação.[17]

A busca da irradiação das microfissuras foi, apesar de lenta, o alvorecer de um novo horizonte muito prometedor.

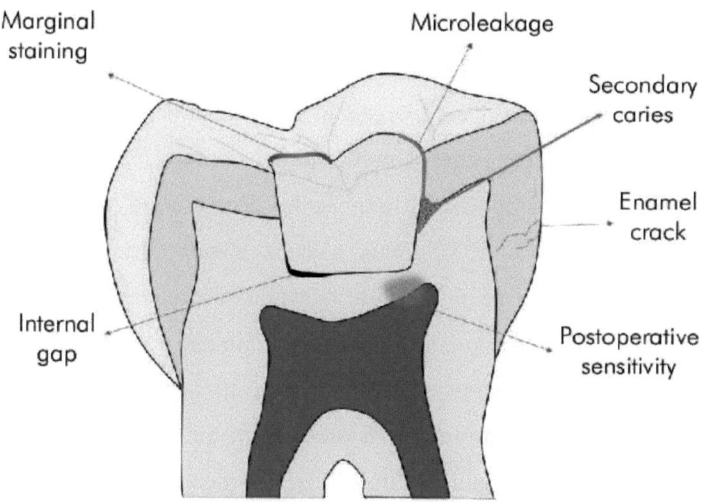

Fig 1: Consequências da microinfiltração

REVISÃO DA LITERATURA

1. **Oilo Gudbrand em 1976**. Foi descrito um método para estudar as alterações dimensionais lineares dos cimentos dentários durante a presa. As medições começaram 3 minutos após o início da mistura com espécimes colocados num banho de mercúrio. As medições foram realizadas a 37 graus Celsius e sob várias humidades ambientais. Os espécimes foram feitos de um cimento de fosfato de zinco de grão fino com um rácio pó/líquido elevado (3/lg/ml) e um rácio pó/líquido baixo (2/lg/ml), e as medições mostraram que o cimento se contraiu durante a presa tanto em condições húmidas como secas. Em condições húmidas, os cimentos com uma relação pó/líquido alta e baixa apresentaram a mesma contração, com 0-43% após 30 minutos, atingindo um máximo de 0-66% após 1 dia. Em condições secas, a contração foi mais pronunciada e, de certa forma, dependente da relação pó/líquido. O cimento com uma relação pó/líquido elevada apresentou uma contração de 1-33% após 30 min, com um máximo de 3-83% após 7 dias, enquanto os valores correspondentes para o cimento com uma relação pó/líquido baixa foram 0-79% e 4-76%.[18]

2. **Kidd A. M. Edwina em 1976**. A microinfiltração pode ser definida como a passagem de bactérias, fluidos, moléculas ou iões entre a parede de uma cavidade e o material restaurador aplicado na mesma. Foram desenvolvidas muitas técnicas para testar as propriedades de selamento cavitário das restaurações, tanto *in vitro* como *in vivo*. Estas técnicas incluem a utilização de corantes, isótopos radioactivos, pressão de ar, bactérias, análise de ativação de

neutrões, cáries artificiais e microscopia eletrónica de varrimento. Alguma forma de stress térmico tem sido frequentemente incluída no protocolo experimental. A investigação demonstrou que as restaurações de amálgama recém-obtidas apresentam fugas, mas que estas tendem a diminuir à medida que as obturações envelhecem. Os vernizes e os revestimentos das cavidades reduzem a fuga inicial do material.

Foi demonstrado que muitos dos materiais de restauração da cor dos dentes de uso corrente apresentam fugas. As restaurações acrílicas parecem ser particularmente susceptíveis a fugas após stress térmico. Existem algumas provas de que os materiais compósitos mais recentes podem formar uma boa vedação da cavidade.[13]

3. **Brannstrom M em 1978**. As propriedades de selamento de um material de resina composta aplicado a cavidades condicionadas por ácido e ao esmalte adjacente foram estudadas em 40 pares de dentes contralaterais. Verificou-se que este tratamento reduzia consideravelmente o risco de crescimento de microrganismos a partir da superfície do dente. O material de resina não teve qualquer efeito irritativo apreciável sobre a polpa; o mesmo se verificou com o procedimento de condicionamento ácido. O condicionamento ácido das paredes laterais do esmalte e das margens com um gel ácido após a aplicação de um revestimento nas paredes dentinárias foi considerado o procedimento recomendado antes da aplicação da

combinação de resina não preenchida e resina composta?

4. **Fusavama T em 1979.** A adesão sem pressão de uma nova resina de restauração adesiva foi investigada através de um novo teste de tração. O material foi adesivo tanto para o esmalte como para a dentina, bem como para a dentina cariada, e mostrou uma forte adesão a todos os substratos testados. O condicionamento ácido aumentou ainda mais a adesão, mesmo à dentina.[19]

5. **George C.P em 1979.** A discussão de uma possível correlação entre a integridade marginal e o grau de fluência resultante da resistência relativa das amálgamas à deformação causada pela expansão está incluída neste estudo do efeito das mudanças de fase na estabilidade dimensional das amálgamas.[20]

6. **L.D. Zardiackas em 1980.** O sistema de revestimento de amálgama Selective Interfacial Amalgamation (S.I.A.) foi avaliado quanto à sua capacidade de reduzir a fuga marginal em restaurações de amálgama recentemente colocadas. A fuga foi avaliada em molares humanos extraídos e restaurados que tinham sido submersos em corante azul de metileno durante sete dias a 37 C. Os resultados mostram uma diferença estatisticamente significativa ($P < 0,01$) na fuga dos dentes restaurados utilizando o revestimento S.I.A. e a amálgama em comparação com as restaurações de Copalite e amálgama, com a restauração S.I.A. a revelar-se superior.[21]

7. **Nakabayashi N em 1982.** Foi estudada a eficácia do anidrido de 4-metacriloxietil trimelato (4-META) na adesão de um bastão acrílico à dentina e ao esmalte condicionados. O condicionamento dos substratos dentários com uma solução de ácido cítrico a 10% e cloreto férrico a 3% antes da adesão revelou-se eficaz. Os monómeros com grupos hidrofóbicos e hidrofílicos, como o 4-META, promoveram a infiltração de monómeros no tecido duro. Os monómeros infiltrados polimerizaram in situ e verificou-se uma boa adesão aos substratos dentários. A resistência adesiva à tração foi de 18 MPa na dentina condicionada. Estudos de microscopia eletrónica de varrimento sugerem que os monómeros possuem afinidade com o tecido duro. A boa adesão não foi proporcionada pelo entrelaçamento nos túbulos como tinha sido considerado anteriormente.[22]

8. **L.D. Zardiackas em 1983.** Oito sistemas de revestimento de cavidades que utilizam a amálgama interfacial selectiva (S.I.A.) foram avaliados quanto à sua capacidade de unir a amálgama dentária à estrutura do dente. Foram avaliadas a adesão por cisalhamento e a adesão por tração, juntamente com o percurso de fratura. Os resultados mostraram que as resistências adesivas máximas médias à tração e ao cisalhamento eram da ordem dos 3,5 MPa e 15 MPa, respetivamente.[23]

9. **Brannstrom M em 1984.** As restaurações de resina composta em cavidades estão geralmente associadas ao desenvolvimento de um

espaço de contração durante os primeiros minutos após a inserção. A restauração de compósito Enamel-Bond-Concise foi colocada em ambos os lados aproximados de pré-molares extraídos. As paredes cervicais de todas as cavidades estendiam-se para além da junção esmalte-cimento. As paredes de esmalte de uma das cavidades em cada dente foram tratadas com ácido. O espaço de contração foi mantido cheio de ar e aberto na margem através da utilização de uma técnica especial. A resina Enamel Bond com um aditivo fluorescente foi aplicada nas margens oclusais e cervicais das restaurações. A resina fluorescente foi "passivamente" atraída para o espaço. Nas cavidades não condicionadas, a resina penetrou nas lacunas cervicais e oclusais e em algumas áreas da lacuna na parede axial. Nas cavidades com esmalte condicionado, a penetração ocorreu apenas na parede cervical. A distância de penetração a partir da margem cervical variou de 1 a 6,5 mm, e a largura do espaço de contração preenchido com a resina fluorescente variou de 3,5 a 16 microns. A comparação da largura da fenda na parede cervical em cavidades condicionadas e não condicionadas sugeriu fendas maiores para cavidades condicionadas. O método utilizado oferece uma nova técnica para a medição dos espaços de contração em torno de restaurações de resina composta.[24]

10. **Varga J em 1986.** Foram estudados os efeitos de alguns adesivos

na ligação da amálgama à substância dentária. Os agentes de ligação foram a resina 4-META com capacidade adesiva derivada do grupo funcional do anidrido ácido e o PANAVIA EX, um adesivo do tipo compósito. Os efeitos de selagem e de adesão foram medidos utilizando os testes de penetração de corante e de cisalhamento. Ambos os materiais adesivos tiveram uma excelente capacidade de selar a fuga entre a amálgama e a substância dentária.[25]

11. **Phillips RW em 1987.** O objetivo deste estudo foi avaliar a desintegração de agentes de cimentação. Foi feito um suporte de amostra intra-oral com quatro orifícios de 1,4 mm de diâmetro e 2 mm de profundidade. O suporte foi soldado na superfície vestibular de uma banda ortodôntica, que foi cimentada no primeiro molar superior de 12 pacientes, com idade média de 26 anos. Os orifícios foram preenchidos com um fosfato de zinco (Phosphate Kulzer), um ionómero de vidro (Ketac Cem), um ionómero de vidro modificado por resina (Fuji Plus) e um cimento de resina (Calibra). Foram feitas impressões no início do estudo e aos 6, 12 e 18 meses, a partir das quais foram feitas réplicas em epóxi, que foram digitalizadas com um scanner ótico. Foi calculada a perda de volume total. A ordem de classificação da perda média de volume foi a seguinte: Cimento fosfatado > Ketac Cem = Fuji Plus = Calibra. O tipo de cimento e o tempo tiveram efeitos estatisticamente significativos na perda de volume dos cimentos ($P < 0,001$). Em condições in vivo, o cimento de fosfato de zinco foi o que mais se desintegrou, enquanto que não foi observada qualquer diferença significativa para o ionómero de vidro e para os cimentos à base de resina. Como as condições intra-orais são consideravelmente menos

agressivas do que as condições experimentais de laboratório, o comportamento de erosão do cimento de ionómero de vidro foi considerado semelhante ao dos cimentos à base de resina, em contradição com os resultados laboratoriais anteriores.[26]

12. **Staninec M em 1988.** A amálgama pode ser unida ao esmalte gravado através de uma fina camada de cimento de resina Panavia, resultando numa resistência média de união de 1404 psi ao esmalte e 469 psi à dentina, conforme testado em tensão. Foi observada uma menor microinfiltração nas restaurações de amálgama ligadas com resina do que nas restaurações com ou sem revestimento de vamish Copal. A técnica pode ser utilizada clinicamente com possíveis implicações no desenho da cavidade, na resistência à fratura dos dentes restaurados e nas cáries recorrentes. Estas propriedades, bem como as variáveis que afectam a resistência de união, necessitam de ser mais exploradas.[27]
13. **Tao L em 1988.** Clinicamente, a dentina é normalmente moldada com brocas antes da colagem da dentina. No laboratório, quase todos os estudos de adesão são efectuados em dentina preparada com lixa. Este trabalho comparou as resistências ao cisalhamento do Scotch bond / Silux ao esmalte e à dentina preparados com brocas lentas ou de alta velocidade, lixa (320 versus SiC de 600 grãos) e uma serra de diamante de baixa velocidade. Não se registaram diferenças estatisticamente significativas entre as colagens feitas a camadas de esmalte versus camadas de esfregaço de dentina. As camadas de esfregaço de dentina criadas com brocas de velocidade lenta e SiC de grão 320 ou 600 deram forças de ligação semelhantes. O exame

por microscopia eletrónica de varrimento de ambos os lados das ligações cortadas indicou uma falha coesiva da camada de esfregaço. Ou seja, as forças que mantêm a camada de esfregaço unida parecem limitar a resistência final de união do Scotchbond/Silux.[28]

14. **Kanca J em 1991**. Na prática clínica, é difícil manter os condicionadores ácidos fora da superfície dentinária durante os procedimentos de colagem. Se o condicionador ácido pudesse ser utilizado como parte do sistema de condicionamento geral, a sensibilidade da técnica seria reduzida. Este artigo relata os dados obtidos com a utilização do ácido fosfórico como condicionador da dentina-esmalte num sistema de adesão desenvolvido pelo autor. A resistência de união in vitro e a microinfiltração foram examinadas utilizando o Scotchbond Dual Cure como controlo. Em ambos os testes, o grupo experimental mostrou resultados estatisticamente significativamente melhores do que o controlo. Um estudo clínico de 140 restaurações de Classe II não mostrou sensibilidade pós-operatória, e todos os dentes estavam vitais após 18 meses.[29]

15. **Krejci I em 1991.** Este estudo in vitro compara a adaptação marginal de restaurações de Classe V com margens localizadas metade em esmalte e metade em dentina, que foram colocadas utilizando diferentes técnicas de restauração. Foram avaliados cinco procedimentos operatórios em lesões de erosão em forma de pires e em cavidades em forma de caixa com chanfros em esmalte. Os cinco procedimentos incluíram uma técnica de inlay de compósito utilizando as versões de cura química e fotopolimerizável de um

cimento de compósito à base de resina, uma técnica de colocação em bloco utilizando uma resina de compósito de cura química, uma técnica incremental e uma técnica incremental combinada com uma base construída, utilizando uma resina de compósito fotopolimerizável. Uma combinação de Gluma/Clearfil serviu como adesivo dentinário. A micromorfologia da interface dente/restauração foi analisada antes e depois da ciclagem térmica; o selamento marginal foi analisado apenas após a ciclagem térmica. Nas cavidades convencionais, as restaurações mostraram menos fugas e, micro morfologicamente, uma melhor, mas estatisticamente insignificante, adaptação marginal superior. A técnica inlay apresentou a melhor qualidade marginal tanto em esmalte como em dentina, antes e depois do ciclo térmico. Devido às caraterísticas únicas de polimerização da resina composta quimicamente polimerizada e do cimento, que resultam numa contração rígida significativamente reduzida, os inlays cimentados com o cimento quimicamente polimerizado e as restaurações colocadas com a resina composta quimicamente polimerizada foram superiores às suas contrapartes fotopolimerizadas. A base construída que produziu uma redução da massa de compósito não melhorou a adaptação marginal devido à substituição parcial da forte adesão à dentina mediada pela combinação Gluma/Clearfil pela ligação mais fraca promovida pelo cimento de ionómero de vidro condicionada.[15]

16. **Nakabayashi N em 1992.** Este estudo investigou a adesão à dentina de uma resina 4-META/MMA-TBB modificada (anidrido de 4-metacriloxietil trimelitato em metacrilato de metilo iniciado por tri-

n-butil borano) que não necessita de PMMA em pó para polimerizar. As amostras de dentina bovina moída foram pré-tratadas com uma solução aquosa de ácido cítrico a 10% e cloreto férrico a 3% (10-3). Esta solução remove a camada de smear layer e desmineraliza a dentina, expondo o colagénio. Obtiveram-se melhores resistências de união quando um primário HEMA foi aplicado à dentina pré-tratada com 10-3. O exame SEM revelou a formação de uma zona de transição de dentina reforçada com resina (camada híbrida) em amostras pré-tratadas com 10-3 e preparadas com HEMA. O monómero adesivo impregnou as fibrilhas de colagénio expostas e, após a polimerização, ficou emaranhado com elas para criar a camada híbrida, essencial para alcançar resistências de ligação à tração significativamente elevadas. O HEMA aumentou a capacidade de penetração dos substratos dentinários. Após a polimerização e a formação da camada híbrida, a resina acrílica autopolimerizável, o compósito fotopolimerizável e a amálgama foram todos capazes de aderir à dentina. A resina 4-META/MMA-TBB modificada criou ligações adesivas significativas à dentina bovina moída pré-tratada com 10-3.[30]

17. **White SN em 1992.** Este estudo determinou e comparou as espessuras de película de novos agentes de cimentação adesiva. O método estava em conformidade com a especificação nº 8 da American National Standards Institution/American Dental Association (ADA) para o cimento de fosfato de zinco. Cada um dos 20 materiais testados foi manipulado exatamente como descrito nas instruções do fabricante. Um medidor eletrónico com uma precisão

de 0,5 mícron foi recalibrado após cada registo, e cada agente de cimentação foi medido 10 vezes. A espessura média da película e o desvio padrão foram calculados para cada agente de cimentação; foi também efectuada uma análise de variância e um teste de comparação múltipla. Nove materiais satisfizeram a especificação ADA tipo I para espessuras de película inferiores a 25 microns, e estes incluíam cimento de hidroxiapatite, cimentos de ionómero de vidro, cimentos de fosfato de zinco e cimentos de policarboxilato. Cinco outros materiais cumpriram a especificação tipo II da ADA para espessuras de película inferiores a 40 mícrones, incluindo o cimento de ionómero de vidro, um cimento resinoso, um cimento de fosfato de zinco e híbridos de ionómero de vidro-resinoso. Seis cimentos resinosos registaram espessuras de película superiores a 40 mícrones e foram feitas sugestões relativamente ao desenvolvimento e investigação futuros.

18. **Gwinnett AJ em 1993.** Este estudo determinou, quantitativamente, o papel da infiltração de resina na ligação da dentina. Quatro grupos continham 10 dentes molares. Trinta foram seccionados na região médio-coronal e a dentina foi lixada com papel de carboneto de silício de grão 600. Grupo 1: camada de smear layer intacta; Grupo 2: camada de smear layer removida com um Prophy Jet; Grupo 3: condicionada com H3PO4 a 10% durante 20 segundos; Grupo 4: incluía dentina exposta por uma fratura transversal, médio-coronal. As superfícies de dentina foram tratadas com AllBond 2, o seu agente de ligação companheiro, seguido de compósito de resina P50, polimerizado em incrementos de 1 mm. Depois de armazenados em

água a 37 graus C durante 24 horas, os conjuntos foram testados até à fratura num modo de cisalhamento a uma velocidade de 5 mm/minuto. A morfologia da superfície e da interface foi caracterizada utilizando SEM. Os valores em MPa foram: Grupo 1: 10,24 +/- 2,98; Grupo 2: 20,37 +/- 4,62; Grupo 3: 32,68 +/- 7,12; e Grupo 4: 26,77 +/4,85. A ANOVA e o teste t de student mostraram as médias estatisticamente diferentes ($P < 0,05$). Uma vez que a penetração de resina só foi encontrada de forma apreciável nos túbulos dentinários no Grupo 4 e a penetração tubular e intertubular no Grupo 3, concluiu-se que a infiltração de resina pode contribuir com aproximadamente um terço da resistência de união ao cisalhamento deste sistema de condicionamento ácido total.[69]

19. **Venhoven BA em 1993.** O objetivo deste estudo foi investigar a contração da polimerização e a conversão de resinas de metacrilato fotopolimerizáveis à base de bisfenol-A bis(2-hidroxipropil)metacrilato (BisGMA) diluído com trietilenoglicol dimetilacrilato (TEGDMA), metacrilato de metilo (MMA), metacrilato de hidroxipropilo (HPMA) ou (+/-)-2- etil-hexil metacrilato (EHMA). As medidas de contração foram realizadas com um linómetro, um dispositivo simples para determinar a verdadeira contração de polimerização linear de monómeros líquidos à temperatura ambiente. A contração aumentou com a quantidade de monómero diluído. A conversão estimada do BisGMA-TEGDMA, calculada através da contração, está de acordo com os valores da literatura. As misturas BisGMA-HPMA apresentaram conversões elevadas com uma contração moderada.[33]

20. **Tay FR em 1994.** A interface resina-dentina de espécimes in vivo restaurados com o sistema All-Bond 2 através da utilização de uma técnica de ligação húmida total-etch em dentina humana profunda vital foi investigada por: (a) exame SEM de espécimes criofracturados; (b) exame SEM de espécimes embutidos, altamente polidos e lavados com ácido; e (c) exame TEM de secções ultrafinas desmineralizadas. Foram caracterizadas as caraterísticas ultra-estruturais que eram pertinentes para a formação de um selamento clínico eficaz. Sugere-se que o estabelecimento de um selamento efetivo dos túbulos dentinários patentes após o condicionamento total é conseguido através de: (1) a formação de uma zona externa de um tampão de resina sólida rodeado por um manguito circunferencial de dentina impregnada de resina; e (2) a formação de uma zona interna de uma bainha de resina oca com glóbulos de resina ao longo das paredes internas dos túbulos, adaptando-se estreitamente ao processo odontoblástico. A aparência estrutural e as implicações funcionais destas duas zonas eram muito semelhantes, com o selamento dos túbulos dentinários expostos em lesões cariosas presas ou lesões de abfracção cervical. Parece que existe um denominador comum entre os mecanismos de defesa do isolamento fisiológico e a técnica de colagem total e húmida do sistema All-Bond 2 na preservação da integridade biológica e morfológica do complexo pulpo-dentinário.[34]

21. **JF. Roulet em 1994.** A integridade marginal das restaurações é um parâmetro importante, uma vez que a formação de espaços marginais está associada a cáries recorrentes e doenças pulpares. O

teste da integridade marginal *in vitro* é visto com incerteza devido a interações e problemas de interpretação. A avaliação clínica do comportamento marginal também é questionável devido à falta de competências de diagnóstico fiáveis por parte do clínico. A comunidade científica deve reconhecer que os testes in vitro e in vivo têm sérias limitações e aceitar que os materiais serão mal avaliados durante os processos de avaliação.[3]

22. **Ben Amar A em 1995.** Existe um espaço marginal entre a restauração de amálgama e as paredes da cavidade. Nesta interface, existe uma percolação constante de fluido contendo iões, moléculas e bactérias. Com o tempo, os produtos de corrosão dos componentes da amálgama selam o espaço na interface amálgama/dente. São revistos os processos de corrosão da amálgama convencional e da amálgama com alto teor de cobre e os factores que afectam os depósitos de corrosão. Uma melhor adaptação da amálgama às paredes da cavidade melhora as hipóteses de selar a restauração com produtos de corrosão. Discute-se a eficácia do verniz cavitário na prevenção da microinfiltração até à formação de depósitos corrosivos.[35]

23. **Rasmusson CG em 1995.** As restaurações de classe II de seis materiais de resina composta posteriores fotopolimerizáveis (os intermediários Occlusin, P 30, Fulfil, Profile e os microfme Heliomolar e Distalite) foram seguidas durante cinco anos. Os resultados de três anos foram relatados anteriormente (Lundin et al 1990). No início, vinte e quatro dentistas de sete clínicas diferentes

dos Serviços Públicos de Saúde Dentária no país de Bohuslan colocaram 247 restaurações de Classe II em 213 pacientes da clientela normal que visitava as clínicas. Antes de começarem, os operadores foram instruídos e treinados na execução das restaurações de acordo com um procedimento clínico padronizado. As restaurações foram avaliadas, de acordo com um formulário de avaliação especialmente concebido, utilizando os critérios USPHS, após uma semana, três anos e cinco anos. Foram utilizados moldes de pedra para categorizar quantitativamente o desgaste oclusal de acordo com o método de Leinfelder. Após cinco anos, a taxa de insucesso (classificação USPHS Charlie) foi de 27 restaurações das 176 avaliadas, ou seja, 15%.

A razão mais comum para o insucesso foi a cárie secundária. O Fulfil teve a taxa de insucesso mais elevada entre os materiais intermédios (Qui-Quadrado, $p < 0,05$). A avaliação do desgaste mostrou que o Profile, comparado com os outros materiais intermédios, foi o que mais se desgastou e os dois materiais microfme Heliomolar e Distalite, comparados com todos os materiais intermédios, foram os que menos se desgastaram. Este estudo confirma os resultados de três anos, que podem ser obtidos resultados clinicamente aceitáveis com materiais de resina composta posteriores quando utilizados de forma correta e programada.[36]

24. **CL Davidson em 1996.** Os materiais de restauração dentária têm de cumprir uma variedade de requisitos. Com base na aplicação prática,

é apresentada uma caraterização das vantagens e desvantagens dos diferentes materiais existentes e que ainda se encontram numa fase de desenvolvimento. É dada atenção à facilidade de manuseamento e à funcionalidade. Conclui-se que não existe um material universalmente aplicável nem um material ideal para a medicina dentária restauradora.[1]

25. **Swift Edward J em 1998.** A técnica de condicionamento ácido para a adesão de resinas compostas ao esmalte revolucionou a prática da dentisteria de restauração pediátrica. Embora a adesão de resinas à dentina tenha provado ser um desafio difícil, os avanços contínuos melhoraram a fiabilidade e a previsibilidade da adesão dentinária. O objetivo deste artigo é rever o tema da adesão à dentina: o seu desenvolvimento, estado atual e métodos clínicos para melhorar o desempenho.[5]

26. **Tao L em 1988.** Clinicamente, a dentina é normalmente moldada com brocas antes da colagem da dentina. No laboratório, quase todos os estudos de adesão são efectuados em dentina preparada com lixa. Este trabalho comparou as resistências ao cisalhamento do Scotchbond/Silux ao esmalte e à dentina preparados com brocas lentas ou de alta velocidade, lixa (320 versus 600 grãos de SiC) e uma serra de diamante de baixa velocidade. Não houve diferenças estatisticamente significativas entre as colagens efectuadas em camadas de esmalte versus camadas de esfregaço de dentina. As camadas de esfregaço de dentina criadas com brocas de velocidade

lenta e SiC de grão 320 ou 600 deram forças de ligação semelhantes. O exame por microscopia eletrónica de varrimento de ambos os lados das ligações cortadas indicou uma falha coesiva da camada de esfregaço. Ou seja, as forças que mantêm a camada de esfregaço unida parecem limitar a resistência final de união do Scotchbond/Silux.[3]

27. **Reusens B em 1999.** Foi efectuada uma comparação in vivo de dois tipos diferentes de resinas de restauração durante um período de 2 anos: uma resina micropreenchida (- 1158262462Silux Plus, 3M-1158262462, EUA) e uma resina composta híbrida minifilled (-115826246lHerculite XRV, Kerr-1158262461, EUA); 56 restaurações foram colocadas em 28 pacientes por um dentista experiente e examinadas por dois avaliadores independentes utilizando o sistema de classificação do Serviço de Saúde Pública dos Estados Unidos (UPSHS) para adaptação marginal, descoloração marginal, rugosidade da superfície, forma anatómica e critérios modificados para correspondência de cores (avaliação direta e indireta). Os critérios modificados dividiram a pontuação A clássica em A1 para obturação "não detetável" e A2 para "obturação ligeiramente discernível". As restaurações foram avaliadas no início, 1 semana, 6 meses, 1 ano e 2 anos depois. Após 2 anos, todos os materiais foram considerados satisfatórios em termos de adaptação marginal, forma anatómica e rugosidade da superfície (sem classificações "Charlie" ou "Delta"). Não foi observada

nenhuma cárie recorrente. A avaliação clínica mostrou uma taxa significativamente mais elevada de descoloração marginal para a resina composta com microenchimento do que para a outra resina. É de esperar que os materiais de resina composta híbridos tenham um bom desempenho como material de restauração anterior. As classificações fotográficas confirmaram a avaliação clínica. A avaliação modificada para a correspondência de cores demonstrou diferenças que não são discerníveis com o sistema USPHS e mostrou, mais rapidamente, diferenças que aparecem mais tarde com o sistema USPHS.[38]

28. **Labella R em 1999.** A magnitude e a cinética da retração de polimerização, juntamente com o módulo de elasticidade, podem ser potenciais preditores da falha de ligação de restaurações adesivas. Este estudo examinou estas propriedades em resinas fotopolimerizáveis, em particular novos compósitos fluidos e adesivos preenchidos. Os valores de contração de polimerização foram obtidos por imagem de vídeo digital antes e depois da fotopolimerização; a cinética de contração foi obtida pelo método do "disco deflector" e o módulo de elasticidade pela análise do período fundamental de vibração. Os compósitos fluidos apresentaram geralmente uma retração mais elevada do que os compósitos tradicionais não fluidos, enquanto os adesivos mais densamente preenchidos apresentaram uma retração mais baixa do que as resinas pouco preenchidas ou não preenchidas. Os módulos elásticos dos compósitos fluidos situaram-se na gama média-baixa, enquanto os compósitos híbridos apresentaram os valores mais

elevados e os microenchidos os mais baixos. As colas mais densamente preenchidas foram mais rígidas do que as colas pouco preenchidas e não preenchidas. O comportamento cinético foi dependente do material, caracterizado principalmente pelo coeficiente de contração quase linear entre 10 e 40% da contração final e o tempo para atingir 75% da contração final. A maior contração dos compósitos fluidos em relação aos híbridos pode indicar um potencial para tensões interfaciais mais elevadas. No entanto, a sua menor rigidez pode ser um fator de compensação. O compósito com microenchimento apresentou baixa retração e baixa rigidez, uma combinação que pode ser menos prejudicial para a interface. Como os parâmetros cinéticos tendem a ser específicos do material, nenhuma classe específica de materiais deve ser vista como mais indutora de stress até que os estudos determinem a importância relativa de cada parâmetro examinado. O desempenho das resinas adesivas como amortecedores de tensão também permanece imprevisível.[39]

29. **Pioch T em 2001.** O termo "nanoinfiltração" foi introduzido para descrever um tipo específico de fuga dentro das margens de dentina das restaurações. A nanoinfiltração surge como consequência do procedimento de condicionamento ácido que permite a penetração de líquidos orais e pulpares, tais como ácidos, em porosidades dentro ou adjacentes à camada híbrida. A nanoinfiltração é independente da microinfiltração. A quantidade de penetração depende do tipo de agente de ligação e de diferentes parâmetros da técnica de aplicação (por exemplo, tempo de condicionamento, humidade da dentina). A

nanoinfiltração é muito menos extensa do que a microinfiltração e provavelmente não tem relevância clínica a curto prazo. A estabilidade a longo prazo da ligação adesiva entre a dentina e o material de restauração pode, no entanto, ser afetada negativamente. No entanto, com base nos conhecimentos actuais, deve ser realizado um condicionamento ácido antes da colagem da dentina.[17]

30. **Gorden J em 2001.** Há cerca de 100 anos, a restauração em ouro fundido foi introduzida na medicina dentária. As restaurações de ouro fundido tornaram-se rapidamente num assunto de grande interesse tanto para os dentistas como para os pacientes dentários, e a liga de ouro provou rapidamente ser um material viável para a restauração dentária. As caraterísticas mais atractivas da liga de ouro eram a sua maleabilidade, quando corretamente fundida e colocada clinicamente, e a sua semelhança de desgaste com a estrutura dentária. A cor da liga de ouro era uma caraterística negativa para algumas pessoas, mas após alguns anos, as restaurações de ouro tornaram-se, de facto, um símbolo de estatuto para algumas pessoas.

31. **Ensaff H em 2001.** Os materiais estéticos sempre foram uma prioridade para a restauração de dentes anteriores; cada vez mais, eles também ganharam proeminência na restauração de dentes posteriores. Este facto deve-se às suas vantagens como alternativa à amálgama. As suas desvantagens, no entanto, podem incluir uma má adaptação marginal, sensibilidade pós-operatória e movimento da cúspide. Estes estão particularmente associados à contração da

polimerização que acompanha a colocação de resinas compostas. Consequentemente, tem sido utilizada uma variedade de métodos para determinar a contração de polimerização. Estes vão desde métodos dilatométricos, métodos de gravidade específica e sistemas de discos deflectores a métodos ópticos. Neste trabalho foi desenvolvido um método único para a análise qualitativa da retração de polimerização. Este método utilizou um transdutor em miniatura e forneceu pormenores da retração a partir do interior do material. Os resultados indicaram um movimento do material em direção à luz inicial, seguido de um movimento de retorno para longe dela. O estudo foi alargado para incorporar aspectos clínicos, em que a resina composta estava em contacto direto com o tecido dentário, como numa restauração. Os testes foram efectuados com moldes de cavidades com tratamento de superfície, como na colocação de restaurações, e sem tratamento de superfície. Os resultados indicaram que a contração era altamente dependente da região sob investigação, bem como do estado da superfície.[41]

32. **Lewinstein I em 2003.** Este estudo foi realizado para determinar o efeito da combinação de um verniz contendo 2,26% de NaF com 2 agentes de cimentação provisória na fuga de margem e retenção de coroas provisórias. Foram fabricadas coroas provisórias de resina acrílica para 8 molares preparados a nível de ombro. As oito coroas provisórias (N=24) foram cimentadas individualmente com Temp-Bond (TB), Freegenol (FG), ou Duraphat (DU). Os espécimes foram imociclados 500 vezes (5 graus e 60 graus C) com um tempo de espera de 1 minuto, armazenados em 100% de humidade relativa a

37 graus C durante 6 dias e depois imersos numa solução de violeta de genciana a 0,5% durante 24 horas. Sete dias após a cimentação, foi efectuado um teste de remoção das coroas (teste de retenção por cisalhamento) com uma máquina de testes universal a uma velocidade de cruzamento de 5 mm/min. A retenção foi determinada como a força máxima registada necessária para o deslocamento da coroa. Foi aplicado verniz DU na superfície interna das coroas desalojadas sem remoção da camada de cimento TB, FG (N=16). As coroas foram recobertas com uma camada de 0,5 mm de resina acrílica e cimentadas com uma combinação de agente de cimentação e DU (TB, FG) N=16. Nenhum agente de cimentação (NC) serviu como controlo (N=8). O estudo mostrou que as forças médias de retenção de 7 dias foram as seguintes 44,5 N (Temp-Bond), 51,6 N (Freegenol) e 35,9 N (Duraphat). Não se registaram diferenças significativas entre estes valores. O Duraphat combinado com o Freegenol diminuiu a retenção das coroas provisórias, mas o Duraphat combinado com o Temp-Bond aumentou a retenção das coroas provisórias em 69-145%. O Duraphat sozinho e em combinação com ambos os agentes de cimentação provisória reduziu significativamente a fuga de margem (P<.05). A menor fuga de margem foi evidente quando as coroas provisórias foram cimentadas apenas com Duraphat. Assim, o verniz Duraphat pode ser utilizado com sucesso como agente de cimentação provisória para coroas provisórias unitárias.[42]

33. **Chu SJ em 2003.** Avanços significativos nos materiais resultaram no aumento da aplicação de materiais de porcelana como um

substituto de restauração ideal para o esmalte e a dentina dos dentes. Esta discussão introduz um sistema sintético, de baixa fusão, de cerâmica de vidro de quartzo para o fabrico de próteses dentárias fixas. Este artigo avalia e compara as propriedades deste sistema cerâmico no que respeita à sua aplicabilidade na prática dentária contemporânea. Os aspectos teóricos são complementados por estudos de casos clínicos que evidenciam exemplos de resultados autênticos que podem ser obtidos com a utilização do material restaurador de baixa fusão.[43]

34. **Donovan Terry em 2004.** O clínico e o paciente contemporâneos são confrontados com um número desconcertante de opções de materiais dentários para a restauração de dentes posteriores. As escolhas de tratamento devem basear-se em provas científicas válidas relacionadas com o prognóstico provável e o tempo de vida da terapia, benefícios e riscos previstos, custos, considerações estéticas e preferências pessoais do doente e do dentista. Infelizmente, a base de evidências para restaurações dentárias posteriores não é a melhor. Os clínicos acreditam geralmente que as restaurações de ouro fundido fabricadas corretamente proporcionam uma excelente longevidade e que as alternativas estéticas (cor do dente) têm um tempo de serviço previsto que pode ser consideravelmente mais curto. No entanto, as provas que apoiam estas suposições não são tão convincentes como geralmente se pensa. Este estudo foi realizado para avaliar a taxa de sucesso a longo prazo de um grande número de restaurações de ouro fundido

colocadas por um único dentista num consultório privado. A maioria das restaurações avaliadas estavam em serviço há muitos anos, e 72% estavam em serviço há 20 anos ou mais.[44]

35. **Geitel B em 2004.** A qualidade das obturações constituídas por um compósito híbrido foi comparada com obturações constituídas por dois compósitos micropreenchidos diferentes num exame clínico. No âmbito de um estudo clinicamente controlado de dois anos, realizado em condições relevantes para a prática, os compósitos C-Fill MH (Megadenta), Helio Progress (Vivadent) e Visio-Dispers (ESPE) foram examinados em cavidades dentárias anteriores de 134 pacientes, através da técnica de boca dividida. Os exames clínicos foram realizados com base nos critérios Ryge modificados (integridade marginal, forma anatómica, cáries secundárias, cor, descoloração marginal e rugosidade da superfície) após 12 e 24 meses. Imediatamente após a aplicação da obturação, todos os critérios de avaliação, exceto a cor, foram avaliados como nível A. Após 12 e 24 meses, verificou-se que o C-Fill MH era significativamente superior aos outros materiais no que diz respeito à integridade marginal, cor e descoloração marginal. O compósito híbrido C-Fill MH parece ser superior aos compósitos micropreenchidos e deve, por isso, ser preferido como material de restauração
material de enchimento.[45]

36. **Ritter AV** em **2005.** As resinas compostas são cada vez mais utilizadas para a restauração de dentes anteriores e posteriores.

Embora os adesivos e os compósitos se tenham tornado mais fáceis de utilizar do que as gerações anteriores destes materiais, a utilização de resinas compostas ainda é sensível à técnica. Este artigo revê as recomendações actuais para a utilização de resinas compostas diretas e resume a técnica para restaurações anteriores e posteriores.[46]

37. **Lindberg A** em **2005.** O objetivo deste estudo foi avaliar in vivo a adaptação interfacial de restaurações de resina composta de classe II com e sem um revestimento fluido. Em 24 pré-molares programados para serem extraídos após 1 mês, 48 cavidades de classe II em forma de caixa, com borda de esmalte, foram preparadas e restauradas com um liner fluido (FRC, Tetric Flow/Tetric Ceram/Syntac Single-Component) ou sem (TRC), polimerizadas com três modos de polimerização diferentes: início suave e irradiação contínua de 500 ou 700-mW/cm2. A adaptação interfacial foi avaliada por análise microscópica eletrónica de varrimento quantitativa utilizando o método de réplica. Foi observada uma adaptação livre de falhas no esmalte cervical (CE) para FRC e TRC em 96,2 e 90,2%, para a dentina (D) em 63,6 e 64,9%, e para o esmalte oclusal (OE) em 99,7 e 99,5%, respetivamente. A diferença entre as duas restaurações não foi estatisticamente significativa (ns). Foi observada uma melhor adaptação significativa para OE do que CE e D ($p<0,01$), e para CE do que D ($p<0,01$). A adaptação livre de gaps com os modos de início suave e cura contínua de 500 e 700 mW/cm2 foi observada para CE: 88,7%, 92,7%, 97,9% (ns); OE: 99,8%, 98,7%, 100% (ns);

e D: 64,0%, 63,9%, e 64,6% (ns), respetivamente. Pode concluir-se que nem a utilização de um liner de resina composta fluida, nem o modo de polimerização utilizado influenciaram a resistência interfacial do compósito.

adaptação.[47]

38. **Andersson-Wenckert I em 2006.** O estudo avaliou a durabilidade clínica do compósito de resina fluida e do cimento de ionómero de vidro modificado por resina quando utilizados como restaurações de classe II em molares decíduos. Foi colocado um total de 190 restaurações em 61 crianças, com idades compreendidas entre os 5 e os 11 anos. As restaurações, Tetric Flow, em combinação com os adesivos, Excite ou Prompt-L-Pop e Vitremer, foram utilizadas em cavidades de classe II em molares primários. Foi utilizado um desenho de estudo intra-individual e as restaurações foram avaliadas segundo os critérios USPHS modificados durante um período de 2 anos. Os resultados mostraram que 146 das restaurações puderam ser avaliadas aos 2 anos. A taxa cumulativa de insucesso foi de 10,6% para o Vitremer e de 13,6% para o Tetric Flow. Não foram encontradas diferenças estatisticamente significativas nas taxas de fracasso entre os diferentes materiais ou entre os sistemas de ligação. A principal causa de insucesso para o Tetric Flow foi a cárie secundária e para o Vitremer foi o desgaste e a dissolução. Por conseguinte, concluiu-se que o Vitremer e o Tetric Flow não apresentaram diferenças significativas relativamente à durabilidade clínica aos 2 anos, quando utilizados como restaurações de classe II

em molares primários. Ambos os materiais demonstraram resultados clínicos aceitáveis.[48]

39. **Pequeno BW em 2006.** A folha de ouro é o material de restauração mais subutilizado em medicina dentária e, contrariamente à crença popular, ainda está a ser utilizada em muitos consultórios dentários. Como demonstrado, pode ser utilizado mais facilmente do que há anos atrás e proporcionar ao paciente uma restauração que pode durar uma vida inteira. Foram abordadas as razões para não a utilizar e foi explicado em pormenor um método simplificado de restauração. Os autores e a Academia Americana de Operadores de Folha de Ouro esperam que este artigo possa estimular alguns leitores a investigar a utilização da folha de ouro como material de restauração.

40. **Andrea Fabianelli em 2007.** Numerosos estudos laboratoriais concluíram que a microinfiltração é normalmente inevitável, ao passo que os estudos clínicos relatam um pessimismo substancialmente menor relativamente à capacidade de vedação das restaurações dentárias. Esta revisão da literatura é apresentada sobre várias formas de fuga em restaurações dentárias, distinguindo fuga, micro-fuga e nano-fuga. Os fenómenos, as causas e os métodos para reduzir a fuga são descritos e a relevância clínica dos estudos de fuga in vitro e in vivo é avaliada. A experiência laboratorial e clínica dos autores sobre a determinação da microinfiltração é discutida e colocada em perspetiva com o desempenho clínico.[7]

41. **Yogo Okura em 2008.** Este estudo teve como objetivo investigar o progresso da presa e a capacidade de selamento dos materiais de selamento temporário hidráulico utilizados no tratamento endodôntico: Lumicon, Caviton e HY-Seal. Para avaliar o progresso da presa, os materiais foram colocados em tubos de vidro com uma extremidade selada e imersos em água. Após a imersão, um aparelho de medição foi inserido a partir da extremidade não imersa e a área presa foi determinada subtraindo a área não presa da espessura da amostra. Para avaliar a capacidade de selagem, os materiais foram colocados em tubos de vidro e divididos em quatro grupos com base em diferentes tempos de imersão. Foram efectuados ciclos térmicos e penetração de corante. Aos 7 dias, as profundidades de fixação do HY-Seal e do Caviton eram quase equivalentes à espessura total da amostra, enquanto a do Lumicon era apenas metade da espessura total da amostra ($p < 0{,}01$). Relativamente à capacidade de selagem, o Lumicon obteve a classificação mais elevada, seguido do Caviton, enquanto o HY-Seal foi instável ($p < 0{,}01$). Estes resultados sugerem que não existe correlação entre o progresso da presa e a capacidade de selamento.
42. **Beuer et al, em 2009,** avaliaram a adaptação marginal e interna de estruturas fresadas a partir de blocos de zircónia semi-sinterizados que foram concebidos e maquinados com dois sistemas CAD/CAM, nomeadamente o Etkon! (Texas, Estados Unidos) e o Cerec® In Lab e um sistema CAM Cercon® (Hanau-Wolfgang, Alemanha). Foram feitas dez estruturas, cimentadas, embutidas e seccionadas. As margens e o ajuste interno foram medidos utilizando um

microscópio com uma ampliação de 50x e uma avaliação dos resultados mostrou um tamanho de fenda marginal de 21 pm para pré-molares utilizando o Etkon®, para o Cerec inLab® foi de 46,7 pm e para o Cercon® foi de 82,4 pm. Para os molares, os tamanhos do espaço marginal foram maiores para todos os grupos. O sistema Etkon® produziu a melhor adaptação marginal. As limitações deste estudo foram o facto de o técnico de laboratório ter sido o responsável pela avaliação dos retentores no estudo, os retentores foram colocados em moldes definitivos, pelo que os erros clínicos e laboratoriais foram excluídos e apenas uma técnica de cimentação foi testada.[50]

43. **Mickenautsch S em 2011.** Os requisitos para um material de restauração ideal incluem a adesão à estrutura dentária (esmalte e dentina) e a capacidade de resistir aos traumas da oclusão. No entanto, também é desejável um certo nível de efeito anticárie. Após uma longa história de desenvolvimento do cimento de ionómero de vidro (CIV), está a surgir uma base de evidência que apoia o efeito terapêutico do CIV, particularmente no que diz respeito ao seu efeito anticárie. Esta evidência é cada vez mais apresentada através de revisões sistemáticas da aplicação clínica do CIV e, até certo ponto, está relacionada com um efeito preventivo da cárie do próprio material. No entanto, a força das provas que apoiam outros aspectos do GIC, tais como um maior efeito remineralizante, a absorção de flúor nos tecidos duros dos dentes e a libertação de flúor do GIC, é limitada.

No entanto, os resultados destes ensaios in situ e laboratoriais fornecem informações valiosas sobre os factores que facilitam a compreensão da eficácia clínica do GIC.[51]

44. **Erbu Sumer em 2011.** Os cimentos dentários são amplamente utilizados em medicina dentária. O material de base, o material de preenchimento temporário e os agentes de cimentação podem ter diferentes aplicações clínicas. Foram também desenvolvidos diferentes tipos de cimento para vários tratamentos ortodônticos e endodônticos. Na literatura continua a defender-se que ainda não existe um cimento ideal que responda a todos os objectivos, pelo que são necessários diferentes materiais para os tratamentos completos dos doentes e nem sempre é fácil fazer a melhor escolha. O objetivo deste artigo é fornecer uma discussão clinicamente relevante sobre os agentes de cimentação permanentes contemporâneos, de modo a aumentar a capacidade do dentista para fazer escolhas e aplicações de cimentação adequadas.[52]

45. **Khoroushi M em 2012.** Estudos recentes indicaram que as reacções ácido-base e a polimerização dos ionómeros de vidro modificados por resina (RMGIs) competem e inibem-se mutuamente; no entanto, a energia externa também pode influenciar as propriedades dos RMGIs. Este estudo in vitro avaliou o efeito do pré-aquecimento e/ou da irradiação de luz retardada na integridade marginal dos RMGIs em restaurações cervicais. Foram preparadas cavidades padrão de Classe V nas faces vestibulares de 60 pré-molares

maxilares humanos. Cada cavidade foi tratada com um condicionador de cavidades durante 10 segundos, enxaguada e suavemente seca ao ar. Foi aplicado um RMGI nas cavidades preparadas, conforme ditado pelo protocolo do estudo. As amostras do Grupo 1 foram tratadas de acordo com as instruções do fabricante. As amostras do Grupo 2 foram fotopolimerizadas com um atraso de 2 minutos. Para as amostras do Grupo 3, o material encapsulado foi pré-aquecido (a 40° C) durante 90 segundos; para as amostras do Grupo 4, as cápsulas foram pré-aquecidas e a fotocura foi adiada durante 2,4 minutos. As pontuações de microinfiltração foram determinadas utilizando a técnica de penetração de corante. Os grupos de esmalte exibiram diferenças estatisticamente significativas (P = 0,036), enquanto os grupos de dentina não o fizeram (P = 0,122); no entanto, em ambos os casos, o Grupo 2 demonstrou a maior integridade marginal. Com base nos resultados deste estudo, o pré-aquecimento pode comprometer a integridade marginal dos RMGIs em restaurações cervicais, enquanto que o atraso no processo de polimerização pode melhorá-la (particularmente para o esmalte).[53]

46. **Basawaraj Biradar em 2012.** O objetivo deste estudo in vitro foi investigar se o ganho ou perda de peso nos três compósitos diferentes ocorre devido à absorção de água quando são armazenados em água. Os materiais de restauração compósitos selecionados para este estudo incluíram um híbrido microfme (Synergy) e dois materiais de restauração compósitos nano preenchidos (Ceram X e Filtek Supreme Ultra). Foram fabricados

vinte espécimes de cada material compósito. Grupo A: Filtek Supreme Ultra, Grupo B: Synergy, Grupo C: Ceram X: Ceram X. Depois, todos os espécimes foram armazenados em tubos de ensaio com 10 ml de água destilada e colocados numa incubadora a 37°C durante seis semanas. As alterações de peso destes espécimes foram medidas diariamente durante a primeira semana e, mais tarde, uma vez por semana durante as cinco semanas seguintes, utilizando uma balança analítica eléctrica. Todos os grupos mostraram uma quantidade máxima de absorção de água na primeira semana e uma diminuição gradual da absorção de água da segunda à sexta semana, em comparação com a primeira semana, não havendo diferenças estatisticamente significativas entre os grupos testados. Concluiu-se que todos os materiais de restauração compostos absorvem alguma quantidade de água. A absorção de água do compósito pode diminuir as propriedades físicas e mecânicas dos compósitos; por isso, é necessário considerar o tipo de material antes de iniciar o tratamento.[54]

47. **Cornells S Parmiejer em 2012.** Devido à disponibilidade de um grande número de agentes de cimentação (cimentos dentários), a seleção adequada pode ser uma tarefa difícil e é normalmente baseada na experiência e preferência do profissional e menos no conhecimento profundo dos materiais utilizados para a restauração e das propriedades do agente de cimentação. Esta revisão tem como objetivo apresentar uma visão geral dos cimentos actuais e discutir as propriedades físicas,

a biocompatibilidade e outras propriedades que fazem de um determinado cimento a escolha preferida, dependendo da indicação clínica. São fornecidas tabelas que descrevem as diferentes propriedades da classificação genérica dos cimentos. É de salientar que não são feitas recomendações para a utilização de um determinado cimento comercial numa situação clínica hipotética. A escolha é da exclusiva responsabilidade do médico dentista. O apêndice pretende ser um guia para o profissional no sentido de uma escolha recomendada em cenários clínicos comuns. Mais uma vez, não são recomendadas marcas comerciais, embora o autor reconheça que algumas têm melhores propriedades do que outras. Note-se que este fluxograma apresenta estritamente a opinião do autor e baseia-se na investigação, na experiência clínica e na literatura.[55]

48. **Gundam Sirisha em 2014.** O presente estudo compara a adaptação marginal do Agregado de Trióxido Mineral (MTA), do Cimento de Ionómero de Vidro (GIC) e do Material de Restauração Intermédio (IRM) como materiais de preenchimento da extremidade radicular em dentes humanos extraídos, utilizando o Microscópio Eletrónico de Varrimento (SEM). Trinta dentes humanos com uma única raiz foram obturados com Gutta-percha após limpeza e moldagem. Os 3 mm apicais das raízes foram ressecados e retro-obturados com MTA, GIC e IRM. Foi utilizada uma secção transversal de um milímetro da área retro-obturada para estudar a adaptação marginal do material de restauração à dentina. Os espécimes montados foram

examinados utilizando o SEM a aproximadamente 15 Kv e IO-6 Torr sob condições de alto vácuo. Com uma ampliação de 2000 X, o tamanho do espaço na interface material-dente foi registado em 2 pontos em microns. O valor médio mais baixo do tamanho do espaço foi registado no grupo MTA (0,722 ± 0,438 pm) e o maior espaço médio no grupo GIC (1,778 ± 0,697 pm). O MTA apresentou o menor tamanho de espaço quando comparado com o IRM e o GIC, sugerindo uma melhor adaptação marginal.[56]

49. **Giovanni Tomraaso Rocca em 2016**. Para avaliar a adaptação marginal de molares tratados endodonticamente restaurados com endocrowns de resina composta CAD/CAM com ou sem reforço por compósitos reforçados com fibras (FRCs), utilizados em diferentes configurações. 32 molares humanos tratados endodonticamente foram cortados 2 mm acima da JCE. Duas caixas interproximais foram criadas com as margens localizadas I mm abaixo da CEJ id box/ e I mm sobre a CEJ (mesial box i. Todos os espécimes foram d. <ided m four<n %f A câmara do púlpito foi preenchida com grupo I (controlo/, híbrido rc'· c/<nposrte (G-aenial Posterior. GC I. grupo 2. como o grupo 1 mas coberto por 3 malhas de fibras de vidro E- (EverSbci SET. Sock Tech/; grupo 3, resina ERC (EverX Postenor. GCfc grupo 4. como o grupo 3 mas coberto por 3 malhas de fibras de vidro E-gJass As coroas de todos os dentes foram restauradas com endocrowns de resina composta CAD/CAM (LAVA Ultimate. Os espécimes 3Mi AJI foram carregados termomecanicamente numa máquina de mastigar controlada por computador (600.000

ciclos, \f> Hz, 49N e simultaneamente 1500 ciclos térmicos. 60s, 5-55"C/. A análise marginal antes e depois do carregamento foi efectuada em réplicas de epóxi por SEM com uma ampliação de 200x. Para todos os grupos, os valores percentuais de adaptação marginal perfeita após o carregamento foram sempre significativamente mais baixos do que antes do carregamento (p<0,05/. A adaptação marginal antes e depois do carregamento não foi significativamente diferente entre os grupos experimentais ip > 0,05/. Apesar das limitações do estudo, a utilização de FRCs para reforçar a câmara pulpar de molares desvitalizados restaurados com restaurações de resina composta CAD/CA.M não influenciou significativamente a sua qualidade marginal.

50. **F Al Harbi et al. em 2016.** Os compósitos bulk-fill foram introduzidos para facilitar a colocação de restaurações de resina composta diretas e profundas. Este estudo teve como objetivo analisar a integridade marginal cervical de restaurações de resina composta de classe II bulk-fill vs incremental e open-sandwich após ciclagem termomecânica utilizando microscopia eletrónica de varrimento (SEM) e classificação de acordo com os critérios da Federação Dentária Mundial (FDI). Foram preparadas cavidades de classe II apenas em caixa em 91 pré-molares superiores com a margem gengival colocada 1 mm acima e abaixo da junção cemento-esmalte. Oitenta e quatro pré-molares foram divididos em grupos self-etch e total-etch, e depois subdivididos em seis subgrupos restauradores (n=7): 1- Tetric Ceram HB (TC) foi utilizado de forma incremental e na técnica open-sandwich com 2-Tetric EvoFlow (EF)

e 3-Smart Dentin Replacement (SD). As restaurações Bulk-fill foram 4-SonicFill (SF), 5-Tetric N-Ceram Bulk Fill (TN) e 6-Tetric EvoCeram Bulk Fill (TE). Nos subgrupos 1-5, foram utilizados os adesivos Tetric N-Bond self-etch e Tetric N-Bond total-etch, enquanto no subgrupo 6 foram utilizados o AdheSE self-etch e o ExciTE F total etch. Um outro grupo (n=7) foi restaurado com Filtek P90 Low Shrink Posterior Restorative (P9) apenas em combinação com o seu adesivo auto-condicionante P90 System Adhesive. Os materiais foram manipulados e fotopolimerizados (20 segundos, 1600 mW/cm(2)), e as restaurações foram envelhecidas artificialmente por ciclos de carga termo-oclusais. Foram efectuadas impressões em polivinil-siloxano e vertidas com resina epóxida. As réplicas de resina foram examinadas por SEM (200×) quanto ao selamento marginal, e foram analisadas as percentagens de margens perfeitas. Além disso, as amostras foram examinadas com lupas (3,5×) e exploradores e categorizadas de acordo com os critérios FDI. Os resultados foram analisados estatisticamente (MEV pelo teste de Kruskal-Wallis e FDI pelo teste do qui-quadrado) sem diferenças significativas nos grupos de réplicas de MEV (p=0,848) ou nos grupos de critérios FDI (p>0,05). Os melhores resultados de MEV na margem do esmalte foram em TC+EF/total-etch e SF/total-etch e nas margens do cemento foram em SF/total-etch e TE/self-etch, enquanto os piores foram em TC/self- etch em ambas as margens. De acordo com os critérios FDI, o melhor foi TE/total-etch na margem do esmalte, e o pior foi P9/auto-etch na margem do cemento. Os grupos não diferiram significativamente, e houve uma forte correlação nos resultados entre a réplica SEM e a classificação FDI.

51. **Ladislav Gregor et al em 2016.** O objetivo do estudo foi avaliar a influência do tipo de compósito e do sistema adesivo na qualidade da adaptação marginal em cavidades padronizadas de Classe V antes e depois da carga termomecânica (TML). As cavidades foram restauradas utilizando diferentes combinações de três sistemas adesivos [(Silorane System Adhesive (SSA), Clearfil S3 Bond (S3), G-Bond (G-B)] e dois materiais compósitos de resina (Filtek Silorane, Clearfil AP-X). Seis grupos (n = 10): Grupo A (SSA-Primer + SSA-Bond, Filtek Silorane), Grupo B (SSA-Primer + SSA-Bond, Clearfil AP-X), Grupo C (S3 + SSA-Bond, Filtek Silorane), Grupo D (S3 + SSA-Bond, Clearfil AP-X), Grupo E (G-B + SSA-Bond, Filtek Silorane) e Grupo F (G-B + SSA-Bond, Clearfil AP-X) foram definidos. A adaptação marginal foi avaliada em réplicas no MEV com uma ampliação de 200 × antes e depois da TML (3000 × 5-55 °C, 1,2 106 × 49 N; 1,7 Hz) sob fluido dentinário simulado. As pontuações mais elevadas de margens contínuas (%CM) foram observadas no grupo F (G-B + SSA-Bond, Clearfil AP-X: antes da carga 96,4 (±3,2)/depois da carga 90,8 (±7,0)). Foi observado um efeito significativo do sistema adesivo, tipo de compósito e intervalo de carga nos resultados ($p < 0,05$). Foram observadas pontuações significativamente mais baixas de %CM para o compósito à base de silorano (Filtek Silorane) após a TML em comparação com o compósito à base de metacrilato (Clearfil AP-X) considerando o comprimento marginal total ($p < 0,05$). Tanto para o Filtek Silorane

como para o Clearfil AP-X, o G-Bond teve um desempenho significativamente melhor do que o SSA-Primer e o Clearfil S3 Bond ($p < 0,05$). Para todas as combinações de adesivos auto-condicionantes de um passo e revestimento de resina SSA-Bond, o compósito de baixa retração à base de silorano apresentou uma adaptação marginal inferior à do compósito à base de metacrilato.

52. **Gurucharan Ishwarya et al em 2020.** O objetivo deste estudo in vitro foi avaliar a integridade marginal de uma restauração de alkasite em comparação com a de uma restauração de resina composta convencional após branqueamento intra-coronal com peróxido de hidrogénio (HP) a 30% contendo extrato de batata doce (SPE) como aditivo. Foram preparadas cavidades de acesso em 60 incisivos humanos extraídos. Os dentes foram decoronados 2mm abaixo da JCE e as câmaras pulpares foram seladas cervicalmente. As amostras foram divididas em dois grupos (n ¼ 30) com base no tipo de material de restauração - grupo I: resina composta híbrida e grupo II: material de restauração Alkasite. Ambos os grupos foram divididos em três subgrupos (n ¼ 10) com base no agente de branqueamento intra-coronal utilizado, nomeadamente, subgrupo A: sem branqueamento (NB); subgrupo B: peróxido de hidrogénio a 30% (HP) e subgrupo C: peróxido de hidrogénio a 30% contendo SPE (HSP). A interface dente-restauração foi observada sob um microscópio eletrónico de varrimento (SEM) para determinar a integridade marginal. Os resultados foram tabulados e analisados estatisticamente usando ANOVA de uma via. Os espécimes clareados apenas com HP apresentaram maiores gaps marginais,

independentemente do material restaurador utilizado. Os subgrupos A e C mostraram espaços marginais menores com ambos os materiais restauradores. Foi observada uma melhor integridade marginal com o material alcalino. Pode concluir-se que a adição de SPE ao HP melhora a integridade marginal do material de restauração coronal colocado imediatamente após o branqueamento. O novo material alkasite é promissor como um selamento coronal permanente em casos de branqueamento intra-coronal.

53. **Jaber Hussain Akbar et al em 2020**. A investigação sobre a avaliação das coroas fabricadas pelos mais recentes sistemas dentários contemporâneos de desenho assistido por computador/fabricação assistida por computador (CAD/CAM) relativamente à sua adaptação marginal é escassa. O objetivo deste estudo in vitro foi avaliar a integridade marginal de coroas fabricadas pelo mais recente sistema Chairside Economical Restorations of Esthetic Ceramic (CEREC) utilizando 2 designs diferentes de preparação da linha de acabamento: chanfro e ombro. Os dentes Typodont foram divididos igualmente em 2 grupos, A e B. Os dentes foram preparados para coroas de cobertura total com um desenho de linha de acabamento de ombro (grupo A) e de chanfro (grupo B). Um protésico experiente preparou todas as preparações de coroa. A avaliação de 6 locais por amostra foi efectuada por 2 protésicos calibrados e experientes, utilizando os critérios modificados dos Serviços de Saúde Pública dos EUA (USPHS). A estatística descritiva e o teste Z foram utilizados para avaliar os resultados. Foi incluído um total de 180 dentes no estudo

(90 dentes em cada grupo). Apenas 2 coroas no grupo A e 1 coroa no grupo B eram clinicamente inaceitáveis. Não houve significância estatística (p = 0,282) entre os 2 grupos relativamente ao desenho da linha de acabamento. O sistema CEREC fornece coroas clinicamente aceitáveis e pode ser utilizado com segurança no tratamento dentário. Por conseguinte, as restaurações CAD/CAM podem ser consideradas como uma modalidade de tratamento segura pelos profissionais de medicina dentária.

54. **Agnieszka gerula-szymanska et al em 2020.** Esta revisão sistemática avalia a integridade marginal de materiais compósitos flowable e packable bulk fill colocados em cavidades de classe II. As bases de dados electrónicas, incluindo MEDLINE, Scopus e Web of Science, foram pesquisadas sem restrições até à data. Os títulos e resumos das publicações recolhidos nas pesquisas nas bases de dados foram analisados por revisores de acordo com os critérios de inclusão e exclusão. De um total inicial de 142 artigos, dez estudos foram objeto de análise qualitativa. Os autores salientaram que a integridade marginal no esmalte e na dentina não difere significativamente entre os compósitos flowable e packable bulk fill utilizados em restaurações de classe II. Além disso, a sua integridade marginal foi comparável à dos compósitos de resina convencionais com técnicas incrementais. O sistema adesivo utilizado com uma técnica de condicionamento total e margem avaliada localizada em esmalte resultou numa melhor integridade marginal.

55. **Azam Sadat Mostafavi et al. em 2022.** As restaurações endocrown

foram introduzidas para dentes tratados endodonticamente como um tratamento conservador. No entanto, faltam dados sobre o efeito do desenho da preparação na integridade marginal e na resistência à fratura das endocrowns. O objetivo desta revisão sistemática foi investigar o efeito do desenho do preparo das restaurações endocrown na integridade marginal e na resistência à fratura. Com base na pergunta PICO e nos termos de pesquisa, foram pesquisadas as bases de dados PubMed, Embase, Scopus e a Biblioteca Cochrane. Depois de incluídos os estudos que correspondiam aos critérios de inclusão e exclusão pré-definidos, os dados extraídos foram tabulados numa tabela fornecida pelos autores. Dois revisores avaliaram a qualidade metodológica de cada estudo incluído de forma independente. Foram selecionados dez artigos para a extração de dados quantitativos. Todos os estudos incluídos eram in vitro. O risco potencial de viés dos estudos selecionados foi avaliado utilizando a escala MINORS modificada. Quatro estudos avaliaram a adaptação marginal, cinco estudos avaliaram a resistência à fratura e apenas um investigou tanto a integridade marginal como a resistência à fadiga dos espécimes. Os itens de influência avaliados no desenho do preparo foram os seguintes: profundidade da cavidade, espessura oclusal, efeito da virola, ângulo de divergência interna, tipo de linha de acabamento e adição de aberturas dentro da câmara pulpar. Não foi possível efetuar uma meta-análise devido à heterogeneidade dos desenhos dos preparos e dos métodos de avaliação. A discrepância marginal das coroas endodônticas é intensificada com a adição de caraterísticas de preparação, maior profundidade da cavidade e aumento da divergência. A resistência à fratura das coroas unitárias aumenta com uma maior redução oclusal e profundidade da cavidade. No entanto, ainda está para além do intervalo de força clínica normal.

56. **Bilal Yasa et al em 2023.** Para avaliar a integridade marginal de vários selantes de fossas e fissuras sujeitos a diferentes métodos de aplicação. Um total de 253 terceiros molares humanos não cariados foram extraídos e divididos aleatoriamente em dois grupos de acordo com o método de preparação utilizado: invasivo ou não invasivo. Foram testados oito materiais de selagem de fissuras: compósito fluido nano-preenchido (Filtek Ultimate Flow), compósito fluido nano-híbrido (GrandioSo Flow), compósito fluido micro-híbrido (Majesty Flow), selante de fissuras não preenchido à base de resina (ClinPro Sealant), selante de fissuras preenchido à base de resina (Fissurit FX), selante de fissuras altamente preenchido à base de resina (GrandioSeal), selante de fissuras à base de giómero (BeautiSealant) e selante de fissuras à base de ionómero de vidro (Fuji Triage). As amostras foram submetidas a simulações cíclicas termomecânicas e de escovagem durante dois anos. Dois observadores avaliaram quantitativamente as margens da restauração e classificaram-nas como "margem permanente da restauração" ou, se fosse evidente uma fenda superior a 250 µm, "fenda na margem da restauração". A extensão da lacuna foi registada como uma percentagem relativa ao comprimento total do bordo da restauração. A adaptação marginal de base não teve um efeito significativo na adaptação marginal ($P > 0,05$). No entanto, o

método de preparação e o tipo de material selante de fissuras tiveram um impacto significativo na adaptação marginal (P < 0,05). Com base na análise quantitativa, a integridade marginal mais elevada foi observada para os compósitos fluidos, enquanto a mais baixa foi observada para o selante de fissuras à base de ionómero de vidro.

57. **Asli a sinol et al. em 2023.** Este estudo in vitro teve como objetivo comparar a microinfiltração e a integridade marginal de restaurações de compósito bulkfill à base de metacrilato/ormocer (BFC) utilizadas na recolocação marginal cervical com duas espessuras de camadas diferentes em cavidades mesio-ocluso-distais (MOD) expostas a carga termomecânica. Foram preparadas cavidades MOD padrão em 60 molares inferiores e distribuídas por três grupos: x-tra fil/AF + x-tra base/XB, Tetric N-Ceram Bulk Fill/TNB + Tetric N-Flow Bulk Fill/TFB, e Admira Fusion x-tra/AFX + Admira Fusion x- base/AFB. Cada grupo foi ainda dividido em dois subgrupos (2 mm e 4 mm) com base na espessura dos BFCs fluidos (n = 10). Os espécimes foram submetidos a uma carga termomecânica (240.000 ciclos) e imersos em azul de metileno a 0,2%. Após a secção mesiodistal, os espécimes foram examinados sob estereomicroscópio (×25) e pontuados (0-3) quanto à microinfiltração. A integridade marginal foi examinada utilizando um microscópio eletrónico de varrimento (SEM). Foram utilizados métodos estatísticos descritivos e o teste do qui-quadrado para avaliar os dados (p < 0,05). Enquanto não houve diferença

estatisticamente significativa na microinfiltração de cimento gengival nos espécimes XB e AFB com uma espessura de 4 mm, a microinfiltração foi significativamente aumentada no espécime TFB (p = 0,604, 0,481, 0,018 respetivamente). Foi detectada uma quantidade significativamente maior de microinfiltração coronal de pontuação 0 no AFX2 mm + AFB4 mm em comparação com o TNB2 mm + TFB4 mm (p = 0,039). O exame SEM demonstrou uma melhor integridade marginal nos grupos com BFCs fluidos de 2 mm de espessura. Os materiais à base de Ormocer e metacrilato podem ser utilizados na recolocação marginal com camadas finas.

58. **Hoda S Ismail et al. em 2024.** Avaliar e comparar a integridade marginal de diferentes sistemas restauradores colados à dentina gengival proximal, e determinar o nível de consistência dos resultados obtidos por dois métodos in vitro. Trinta molares receberam preparos ocluso-mesiais com margens gengivais de dentina/cemento. Foram divididos em três grupos e restaurados usando diferentes sistemas restauradores com adesivos fotopolimerizáveis (Adhese Universal), autopolimerizáveis (Palfique universal bond) e dual-cured (Futurabond U). As interfaces restauração/dentina gengival foram observadas utilizando microscopia eletrónica de varrimento (SEM) e avaliadas com base nos critérios da Federação Dentária Mundial (FDI). Após 10.000 ciclos térmicos, a integridade marginal foi reavaliada. A integridade marginal foi avaliada pela percentagem de margem contínua (% CM) a 200x para MEV e como a frequência de cada pontuação

dentro da classificação FDI. Não foram encontradas diferenças significativas entre os sistemas restauradores imediatamente, no entanto, o sistema com o adesivo fotopolimerizável teve a integridade marginal mais baixa após o envelhecimento. Todos os sistemas restauradores testados foram afectados negativamente pelo envelhecimento. Foi identificada uma correlação inversa moderada entre as técnicas de avaliação. Os sistemas de restauração testados que utilizam adesivos autopolimerizáveis e de dupla polimerização podem ser preferíveis para alcançar uma integridade marginal óptima quando colados a margens proximais profundas, em comparação com o sistema testado com adesivo fotopolimerizável.

INTEGRIDADE MARGINAL DAS RESTAURAÇÕES

A integridade marginal é uma virtude de uma restauração, não devido às propriedades físicas e químicas do material de restauração, mas a manipulação, o modo de colocação e o acabamento da restauração e as instruções pós-operatórias contribuem para a longevidade da restauração. A manipulação é uma parte integrante, contribuindo para a integridade marginal, tal como os outros factores.

As propriedades dos materiais de restauração que contribuem em grande medida para a integridade marginal são as seguintes

- Coeficiente de expansão térmica
- Contração de polimerização
- Propriedade de aderência

Outras propriedades:

- Arrepio
- Elasticidade
- Resistência à fadiga
- Solubilidade

Coeficiente de expansão térmica (CTE):

Mudança no comprimento por unidade de comprimento de um material por mudança de grau na temperatura.

QUADRO 1: Coeficiente de expansão térmica

Material	**CTE(*10-6/OC)**
Enamel	11.4
Dentin	8.3
Porcelain	6.6
Titanium	8.5
GIC (type II)	11.0
Gold	14.0
Amalgam	25.0
Composites	25-50
Acrylic resin	81.0
Pit & fissure sealants	85.0
Inlay wax	400.0

Idealmente, o CET do material de restauração deve corresponder ao da estrutura dentária. Um CTE variável causará uma expansão e contração desiguais, levando a uma margem de fuga. Em casos graves, pode ocorrer uma descolagem permanente. Um maior ETC conduzirá a uma maior microinfiltração.

Contração de polimerização:

TABELA 2: Retração de polimerização de diferentes materiais

Resin	Polymerization shrinkage
Acrylic heat cure	7%
Acrylic cold cure	3.5%
Conventional composites	1.5-2.0%
Micro filled composites	1.3-1.5%
Hybrid composites	2.2-2.5%

As cadeias de monómeros polimerizam-se, formando um polímero que provoca uma diminuição do volume e um aumento da densidade. A retração tende a afastar o material de restauração das paredes da cavidade.58 Se existir resina adesiva entre a resina de restauração e o dente, esta provoca tensões de contração que quebram a ligação adesiva. A quebra da integridade marginal causa microinfiltração e, por sua vez, leva à falha.

Por uma questão de conveniência, os materiais foram divididos em materiais de restauração direta e materiais de restauração indireta.

As restaurações podem ser classificadas em:

A. RESTAURAÇÕES DIRECTAS:

1. Restaurações em ouro.
2. Amálgama.
3. Cimentos -
    a. Silicato
    b. Fosfato de zinco
    c. Silicofosfato de zinco

d. Policarboxilato de zinco.
e. Ionómero de gálsamo
f. Óxido de zinco eugenol
g. Hidróxido de cálcio
h. Cimentos à base de resina

4. Restaurações em compósito.
5. Material de obturação endodôntica.

B. RESTAURAÇÕES INDIRECTAS:

1. Acrílico.
2. Ligas de fundição.
3. Cerâmica.
4. Resinas compostas.

Segue-se uma breve discussão dos materiais incluídos nas duas categorias referidas:

MATERIAIS DE RESTAURAÇÃO DIRECTOS:

Os materiais que pertencem a esta subdivisão são facilmente deformáveis quando misturados pela primeira vez e são colocados na cavidade nas mesmas condições. Em seguida, são moldados na forma desejada antes de se tornarem rígidos, após o que é efectuado o acabamento da restauração.

I. OURO:

A "Medicina Dentária Estética" tornou-se um foco importante nos últimos anos e é difícil saber se este interesse é gerado pelos pacientes ou pelo dentista. Em todo o caso, a qualidade do tratamento estético é uma consideração importante no tratamento de restauração atual. Esperemos que o branco não seja a única consideração. Até há pouco tempo, o ouro era considerado a restauração estética para os dentes posteriores, uma vez que não descolora os dentes e a cor do ouro era considerada menos desagradável do que a de outros materiais. À medida que nos tornámos mais conscientes da estética na medicina dentária, também desenvolvemos novas técnicas, mesmo com ouro, que não destroem a beleza de um sorriso. Por exemplo, com a conceção do onlay invisível, a cúspide vestibular de um pré-molar superior já não precisa de ser "calçada" com um mm ou mais de ouro. É dada uma ênfase renovada às restaurações de ouro intracoronárias, que podem ser colocadas sem mostrar metal ou, em alguns casos, com muito pouco metal, através da conceção adequada dos preparos cavitários. Também mostramos a devida consideração por um dente muito destruído, colocando coroas da cor do dente, em vez de mostrar tanto metal. À medida que novos materiais e conceitos evoluem, os dentistas aprenderam a realizar uma medicina dentária muito estética utilizando o ouro como restauração.[44]

Como mencionado, outras considerações, como a longevidade da restauração, seriam consideradas, juntamente com o contorno adequado, contactos adequados e manutenção da oclusão. A principal vantagem é o facto de a quantidade de fugas ser muito reduzida, com uma integridade marginal sólida. Nenhum material satisfaz estes requisitos tão bem como o ouro. (Fig: 2)

De todos os atributos que o ouro tem para oferecer, o mais valorizado é a longevidade das restaurações em ouro.[49]

Desvantagens:

a. Estética.
b. Se não forem corretamente compactados, podem estar presentes espaços vazios que conduzem a cáries secundárias.
c. Elevada condutividade térmica.

II. AMALGAM:

A amálgama apresenta uma adaptação estreita às paredes da cavidade preparada.[35] Uma pequena quantidade de fuga sob a restauração de amálgama é única. (Fig: 3) Se a restauração for colocada corretamente, com o envelhecimento da restauração, a fuga diminui. Isto deve-se aos produtos de corrosão formados ao longo do tempo na interface, que acabam por selar a fenda marginal. A corrosão ativa de uma amálgama recém-colocada surge na interface entre o dente e a restauração. O espaço vazio permite a microinfiltração de electrólitos e resulta num processo de célula de concentração (corrosão em fendas). A acumulação de produtos de corrosão sela gradualmente este espaço, tornando a amálgama dentária numa restauração auto-selante.[59] Vários sulfuretos, como o sulfureto de hidrogénio ou de amónio, corroem a prata, o mercúrio e metais semelhantes presentes na amálgama.[60,61] A água, o oxigénio e os iões de cloreto estão presentes na saliva e contribuem para o ataque de corrosão, o que se tem verificado tanto na amálgama mais antiga com baixo teor de cobre como na amálgama mais recente com alto teor de cobre, mas apenas a um ritmo lento nas ligas com alto teor de cobre.

A amálgama pode expandir-se ou contrair-se, dependendo apenas da sua manipulação. De acordo com a especificação n.º 1 da ADA, a amálgama não deve contrair-se nem expandir-se mais do que 20 mícron m/cm, medidos a 37° C, entre 5 minutos e 24 horas após o início da trituração, com um dispositivo que tenha uma precisão de, pelo menos, 0,5 mícron m. A amálgama sofre uma contração durante 20 minutos após a trituração e depois começa a expandir-se. Devido a esta expansão, 16,6% das restaurações falharam, a contração de 2-40 mícron m/cm não revelou uma lacuna de contração marginal, mesmo após vários anos. Basicamente, a contaminação por humidade é uma causa básica para a expansão da amálgama. Esta expansão de cerca de 400 microns m (4%) é designada por expansão secundária ou retardada.[62] A presença de zinco na liga provoca esta expansão.

A fluência da restauração de amálgama é outro fator responsável por uma boa vedação marginal. As ligas de baixo teor de cobre têm um valor de fluência de 2%; as misturas têm 0,4%, enquanto a liga de componente único tem 0,13%. De acordo com a especificação n.º 1 da ADA, é imprudente selecionar uma liga comercial com uma taxa de fluência inferior a 3%. A presença da fase gama 2 (mercúrio de estanho) está associada a elevadas taxas de fluência. Numa liga de componente único, a fase n (cobre-estanho) actua como uma barreira à deformação da fase gama 1.[63] Também a ausência da fase gama 2 resulta em baixas taxas de deformação. A possível correlação entre a integridade marginal e o grau de fluência resultante da resistência relativa da amálgama à deformação causada pela expansão deve-se ao efeito das alterações de fase na estabilidade dimensional das amálgamas.20 A "restauração abatida", um tipo de deterioração da amálgama, também resulta das propriedades da amálgama acima mencionadas. A "restauração em cunha" causa uma maior degradação que conduz a uma fuga marginal.

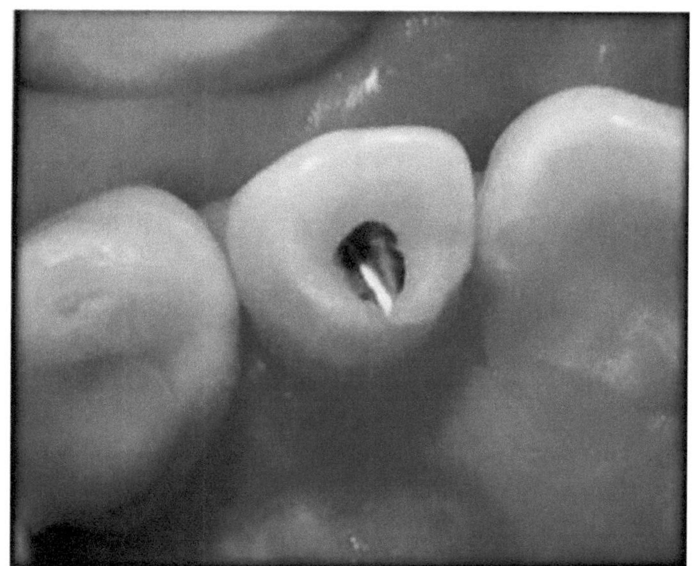

Fig 2: Restaurações em ouro

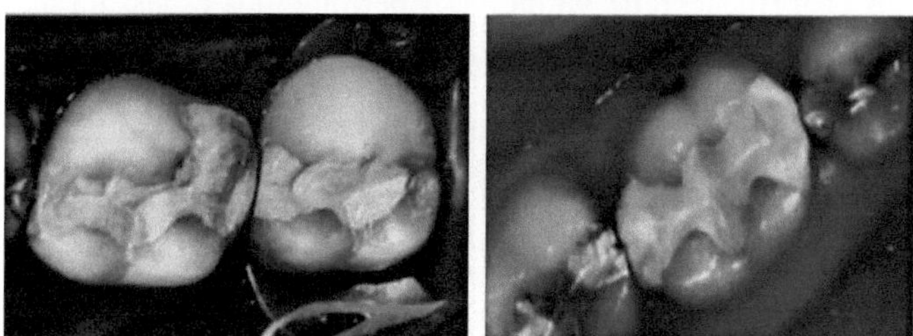

Fig. 3: Restaurações de amálgama

3. CIMENTOS:

I. CIMENTO DE SILICATO

É um dos mais antigos cimentos de restauração. Resulta da reação do ácido fosfórico com o pó de vidro de silicato de fluoroalumínio. A sua principal vantagem é a atividade anticariogénica.

Desvantagens:

a. Fraca capacidade de selagem marginal.
b. Boa solubilidade levando à desintegração. (Quase 0,7%)
c. De natureza frágil.
d. Irritante para a polpa.

II. CIMENTO DE FOSFATO DE ZINCO

A especificação n.º 96 da ADA permite uma espessura máxima de película de 25 mícrones de fosfato de zinco (Fig. 4). Mais pesada é a consistência, maior é a espessura da película e menor é a capacidade de assentamento.31

O contacto prematuro do cimento incompletamente endurecido com a água resulta na dissolução e lixiviação da superfície.

A especificação ADA n.º 96 permite uma taxa máxima de erosão de 0. lmm/h quando o cimento é sujeito à erosão do ácido lático por jato de impinging O desgaste técnico, a abrasão e o ataque de produtos de decomposição alimentar agravam a desintegração do cimento na cavidade oral, sendo a mistura espessa menos solúvel.

O fosfato de zinco apresenta retração após o endurecimento. Inicialmente, ocorre uma ligeira expansão devido à absorção de água, a que se segue uma contração de 0,06% - 0,4% em 7 dias.55

O fosfato de zinco é geralmente utilizado com o pré-tratamento da dentina com verniz.42 Além disso, não se liga quimicamente a nenhum substrato e proporciona um selamento retentivo apenas por meios mecânicos.65'66 Estudos anteriores mostraram uma penetração linear significativa do corante a partir da margem externa ao longo da interface dente-restauração.67 As microfugas, agravadas pela degradação em fluidos orais e um pH de presa inicial baixo, podem afetar a sua biocompatibilidade na utilização clínica.26 No entanto, a fiabilidade comprovada deste cimento valida a sua utilização na cimentação a longo prazo de próteses bem adaptadas. 8[6]

il. SILICOFOSFATO DE ZINCO:

É um cimento híbrido de silicato e fosfato de zinco e é geralmente recomendado para cimentar porcelana, sendo translúcido. A solubilidade e a desintegração do cimento são iguais ou superiores a 1% (a especificação ADA n.º 8 permite um máximo de 0,2%, mas é mais solúvel na boca do que o cimento de fosfato de zinco).[69]

IV. POLICARBOXILATO DE ZINCO:

É um dos cimentos iniciais que são desenvolvidos como uma ligação adesiva à estrutura dentária. (Fig. 5) Apresentou uma boa integridade marginal.[55]

A contração linear de encolhimento, quando fixada a 37°C, é de 1% para a amostra húmida a 1 dia a 6% para a amostra seca a 14 dias.[18]

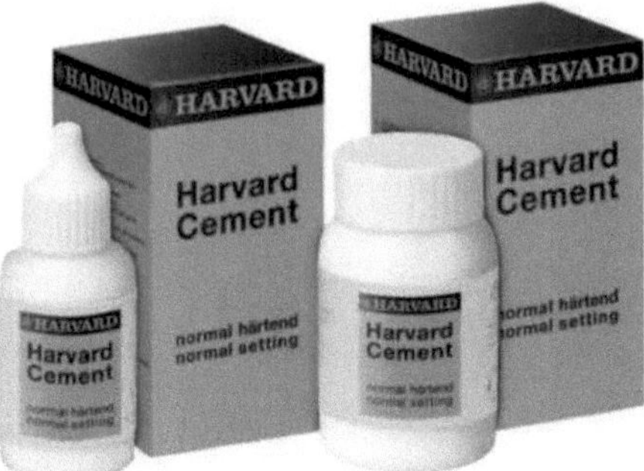

Fig 4: Cimento de fosfato de zinco

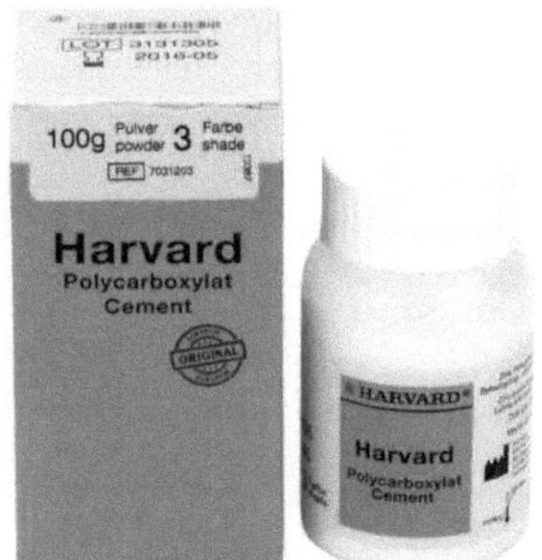

Fig 5: Cimento de policarboxilato

V. CIMENTO DE IONÓMERO DE VIDRO:

O GIC é o único cimento de restauração que tem uma boa/verdadeira adesão química à estrutura dentária, o que leva a uma boa adaptação marginal. (Fig: 6) O GI tem a capacidade de se ligar quimicamente a materiais polares como o osso, o esmalte e a dentina. Estes materiais têm uma elevada energia de superfície, mas não são capazes de reagir com os metais nobres e a porcelana.53 Este tipo de adesão divide-se em duas fases:

1. Os grupos COOH livres formam ligações de hidrogénio com o substrato.
2. Com a progressão da reação, as ligações de hidrogénio flexíveis são convertidas em pontes iónicas mais fortes.

Os grupos carboxilo dos polímeros iónicos de ácido polialquenóico entram na estrutura da hidroxiapatite substituindo o fosfato; são o principal agente com o componente de hidroxiapatite da estrutura dentária. Por conseguinte, a ligação é permanente porque todos os grupos adesivos estão ligados entre si por ligações covalentes e todas as ligações devem falhar simultaneamente para que a ligação falhe. Aparentemente, se uma ligação falhar, é possível uma nova ligação, desde que as outras ligações não tenham falhado.[51,70]

Desintegração e Dissolução: A perda de espécies solúveis formadoras de matriz do cimento pode levar à desintegração do cimento. Isto pode ser causado por: - Contaminação precoce com água - Ataque químico, como ácidos de placa / aplicação de gel APF -

Desgaste mecânico É obrigatório proteger o GIC na sua primeira hora de vida. Em comparação com outros cimentos, verifica-se uma solubilidade de apenas 0,4% (peso).[71]

A especificação nº 96 da ADA permite uma taxa máxima de solubilidade de 0,05 nr hr. Um espécime de ionómero de vidro, manipulado corretamente e protegido da humidade externa, mostra uma contração volumétrica de aproximadamente 3%, que se desenvolve lentamente através do processo de presa.71 Devido à adesão através da troca iónica com a estrutura dentária, a contração é controlada e o tempo para a reação de presa causa o relaxamento do stress, levando à redução da discrepância marginal. O pH baixo pode danificar gravemente a integridade do ionómero de vidro.

VI. CIMENTOS À BASE DE RESINA:

- Os cimentos à base de resinas acrílicas ou compostas, utilizados para cimentar coroas e pontes, têm uma ligação mecânica.
- Sendo a espessura da película de 13-20 mícrones, a solubilidade é negligenciável, mas a contração da polimerização pode ter um efeito prejudicial na vedação marginal.[52]

VII. ÓXIDO DE ZINCO EUGENOL:

- Este cimento é normalmente utilizado como material de restauração provisório ou para cimentação temporária de coroas. (Fig. 7)

- Observa-se uma solubilidade média de 2,5 %, o que é aceitável para restaurações provisórias. O cimento tem uma tendência para encolher, o que pode dificultar o selamento marginal.

VIII. HIDRÓXIDO DE CÁLCIO:

- Como o hidróxido de cálcio é utilizado principalmente como agente terapêutico, a integridade marginal é menos crítica. (Fig. 8)
- A solubilidade do hidróxido de cálcio é de 0,4%-7,8% em água destilada a 37 graus C durante 24 horas, 0,1%-0,6% em ácido fosfórico a 37% a 60 graus C durante 0,3-1%, sendo necessária uma certa quantidade de solubilidade para atingir os seus valores terapêuticos.
- Durante um longo período, observa-se o desaparecimento do hidróxido de cálcio da cavidade.

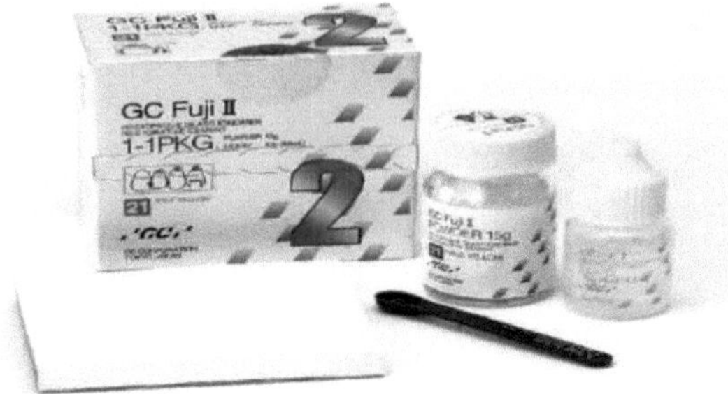

Fig. 6: Cimento de ionómero de vidro

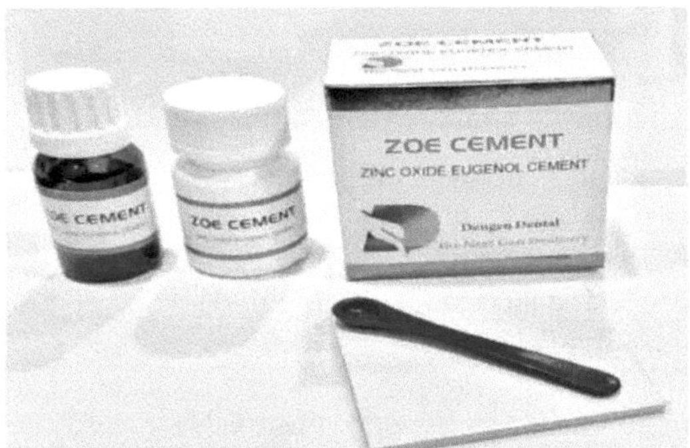

Fig 7: Cimento de óxido de zinco

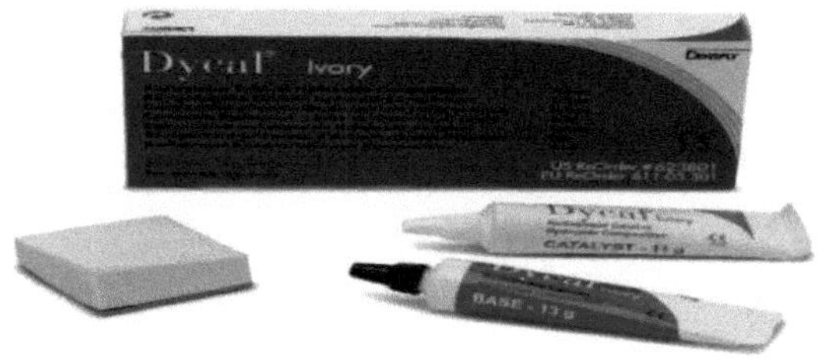

Fig 8: Cimento de hidróxido de cálcio

IX. COMPOSTOS:

Os adesivos dentários são substâncias ou séries de agentes que medeiam uma ligação aos tecidos duros dentários sem dependerem de efeitos de bloqueio ou da forma de retenção da cavidade preparada.

Agentes de ligação para amálgama:

O conceito de ligação da amálgama à estrutura dentária através da utilização de um material intermediário foi introduzido por BALDWIN em 1897, tendo sido recebido com várias objecções.[72]

As deficiências das restaurações de amálgama, incluindo a má aparência, a falta de adesão às superfícies dentárias e a microinfiltração, são amplamente reconhecidas. Uma das primeiras tentativas para melhorar a retenção e selagem das restaurações de amálgama envolveu a pintura das paredes da cavidade com uma fina camada de cimento de fosfato de zinco e a condensação da amálgama imediatamente sobre esta superfície húmida. Esta técnica foi descrita já em 1897, e foram relatados resultados positivos em termos de melhoria da retenção e selamento das restaurações de amálgama.72 No entanto, nunca se tornou uma técnica padrão e só raramente é mencionada em alguns textos de dentisteria operatória.[73,74]

Uma nova tentativa de melhorar a interface entre a amálgama e o dente através da ligação foi feita por Zardiackas em 1976.67 Ele desenvolveu o chamado revestimento de "amálgama interfacial selectiva", combinando componentes de cimento de policarboxilato com partículas de liga de amálgama. Este revestimento foi testado em testes de adesão à tração e de microinfiltração, tendo-se verificado que proporcionava resistências de ligação à tração de cerca de 3,5 MPa, com resistências de ligação ao punção de cisalhamento até 15 MPa,75 e que também inibia a microinfiltração.23 Por alguma razão, este processo também nunca se tornou popular, talvez porque os artigos foram publicados em revistas que não são lidas pela maioria dos dentistas clínicos. O desenvolvimento posterior da colagem de amálgama surgiu com o desenvolvimento de resinas adesivas metálicas, originalmente formuladas para a colagem de próteses parciais fixas na técnica da "ponte de Maryland".[21]

Cimentos de resina como agentes de ligação de amálgama

Em breve, investigadores no Japão e nos EUA começaram a testar estes cimentos de resina para utilização como agentes de ligação de amálgama. Varga et al[2] 5 testaram o Superbond e o Panavia e descobriram que eles aderiam o amálgama às superfícies de esmalte condicionadas e inibiam a microinfiltração. Foram registadas resistências de ligação de até 17,7 MPa para o Superbond. Shimizu et al.[76] testaram várias combinações de Superbond ou Panavia em combinação com o tratamento com flúor e cimento de ionómero de vidro para a ligação da amálgama, e encontraram resistências de ligação ao cisalhamento até 10 MPa no esmalte condicionado e até 6,4 MPa na dentina. Verificaram também que o Panavia combinado com tratamento com flúor e ionómero de vidro reduziu a microinfiltração[52] e descreveram a técnica clínica.[77]

A Staninec[78] testou o Panavia para a ligação de amálgama ao esmalte e à dentina num teste de tração especificamente concebido para a ligação de amálgama. Verificou-se que o Panavia proporcionava forças de adesão de 9,7 ± 1,6 e 3,2 ± 0,4 MPa em esmalte e dentina condicionados, respetivamente, enquanto que o controlo com verniz copal proporcionava uma força de adesão de 0,0 MPa. A microinfiltração também foi inibida, particularmente nas margens do esmalte condicionadas.

Desde então, muitos estudos examinaram a utilização não só de cimentos de resina, mas também de vários agentes de ligação à dentina, para possível utilização como revestimentos adesivos para restaurações de amálgama. Alguns investigadores testaram os revestimentos adesivos para melhorar a adesão e a retenção, enquanto outros testaram apenas a inibição da microinfiltração, esperando que os revestimentos não fizessem mais do que melhorar o selamento em relação ao padrão anterior - verniz copal.

Adesivos actuais utilizados para colar amálgama

Embora estejam disponíveis numerosos produtos comerciais para adesão ao esmalte e à dentina, a maior parte deles destina-se a ser utilizada com compósitos de resina. Alguns deles também têm capacidades de ligação ao metal e podem ser utilizados isoladamente ou com componentes adicionais para a ligação à amálgama. Alguns produtos foram desenvolvidos especificamente para a colagem de amálgama. Recentemente, algumas resinas adesivas dentárias demonstraram excelentes propriedades adesivas para as estruturas dentárias e encorajaram a ligação a ligas de amálgama.

Além disso, a este respeito, devido ao método de condensação da amálgama num revestimento de resina adesiva não fixada, é criado um bloqueio mecânico íntimo. Alguns dos principais adesivos utilizados em estudos de colagem de amálgama incluem All-Bond 2 (Bisco), Amalgambond Plus com pó HPA (aditivo de alto desempenho) (Parkell) Optibond 2 (Kerr), Panavia EX e Panavia 21 (Kuraray).

Quando All-Bond 2 é utilizado, o esmalte e a dentina são condicionados com ácido fosfórico a 10% durante 15 segundos. Após o condicionamento e o enxaguamento, a superfície do dente é deixada visivelmente húmida. Isto porque a secagem da dentina pode causar o colapso da rede de colagénio não suportada, inibindo a humidificação adequada e a penetração do primário. Após o primer, é colocada uma resina quimicamente activada não preenchida. Este material está a ser estudado num ensaio clínico prospetivo e controlado, juntamente com o cimento de cimentação resinoso All-Bond C&B, para unir a amálgama dentária Nordiska Scania 2000.[79] O estudo inclui selantes de amálgama colados colocados em fossas e fissuras não preparadas, para além da profilaxia com pedra-pomes numa escova de cerdas e do condicionamento com ácido fosfórico. Uma restauração de amálgama adesiva de extensão mínima e fossas dentárias anatómicas seladas com amálgama adesiva são mostradas em 3 recolhas de carros (Fig. 9 e 10), respetivamente.

Os selantes de amálgama colados demonstraram ser tão eficazes como os selantes de resina num estudo clínico, pelo menos até

2 anos.[27] No entanto, não se sugere que os selantes de amálgama colados sejam preferíveis aos selantes de resina composta. Pelo contrário, trata-se de uma demonstração de outra extensão da utilidade da técnica da amálgama ligada. É particularmente apropriada na raspagem de fissuras e fossas anatómicas adjacentes na altura da colocação da amálgama ligada.

O Amalgambond baseia-se num sistema de ligação dentinária desenvolvido no Japão por Nakabayashi e colaboradores[30] há mais de uma década e é muito semelhante ao Superbond acima mencionado. O Amalgambond utiliza uma solução de ácido cítrico a 10% e cloreto férrico a 3% para remover a camada de smear layer e desmineralizar a superfície da dentina. Após o condicionamento da dentina, é aplicado um primário. Por fim, é aplicada uma resina de metacrilato autopolimerizável para impregnar a dentina preparada. A resina contém um monómero adesivo chamado 4-META.

O Panavia EX é apresentado sob a forma de pó e líquido, enquanto o Panavia 21 é um sistema de pasta, fornecido num dispensador de seringa dupla que dispensa automaticamente quantidades iguais de pasta de base e catalisador rodando um botão no dispensador. Mahler et al[80] efectuaram testes de resistência de união e microinfiltração em vários adesivos propostos para produzir a união de amálgama, incluindo o Panavia EX. Relataram que, dos materiais testados, apenas o Panavia mostrou potencial para unir amálgama e evitar a microinfiltração".

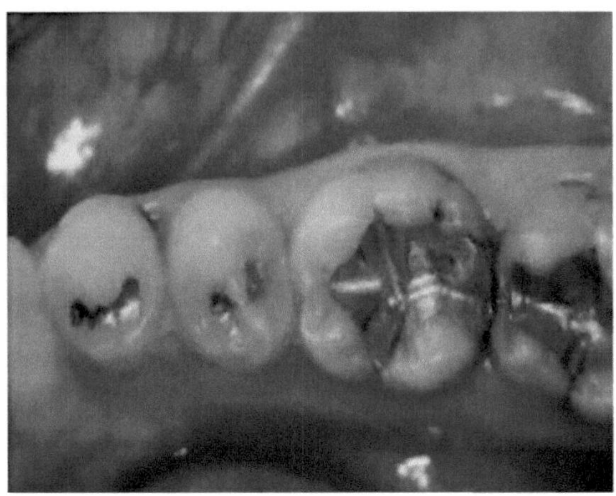

Fig. 9: Fotografia de um estudo clínico sobre restaurações de amálgama coladas na revisão clínica do terceiro ano. Note-se a restauração de amálgama colada em caixa distal mínima no primeiro pré-molar.

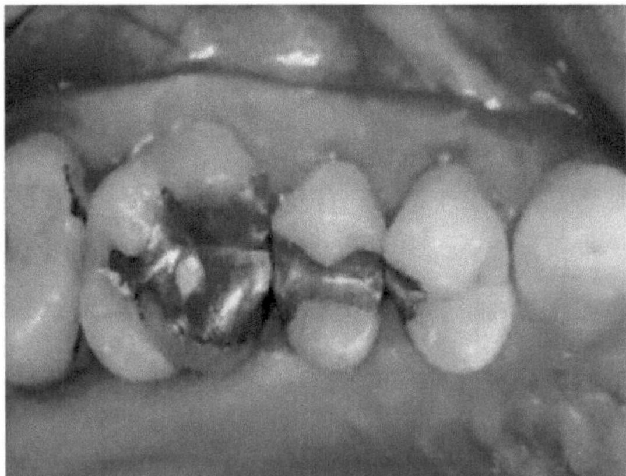

Fig. 10: Fotografia adicional de revisão clínica do terceiro ano, mostrando fossas e fissuras anatómicas de pré-molares seladas com amálgama ligada a resina.

Setcos et al[81] estão a realizar um ensaio clínico aleatório utilizando a impressora Kuraray ED com Panavia 21 para colar Dentsply Dispersalloy. Este adesivo é um cimento compósito autopolimerizável baseado no éster de fosfato MDP. O seu mecanismo de endurecimento é de natureza anaeróbica. Este ensaio em curso de 113 restaurações inclui preparações sem caraterísticas de retenção deliberadas.

Até aos 2 anos, três restaurações não coladas foram perdidas devido à falta de retenção, sem falhas entre as restaurações coladas. Com este número de restaurações falhadas, não houve uma diferença estatisticamente significativa entre os grupos ligados e não ligados. No entanto, ao longo de períodos de avaliação mais alargados, as restaurações coladas podem sobreviver melhor do que as restaurações não coladas em preparações sem retenção deliberada.

Colagem de ligas e cerâmicas:

A natureza da superfície metálica necessária para a ligação desempenha um papel importante no que respeita às ligas de coroas e pontes. Nas ligas de metal de base, pensa-se que a camada de óxido formada naturalmente na superfície da liga está envolvida no processo de ligação e a única preparação necessária é um desbaste moderado com jato de areia seguido de limpeza a vapor. Isto só pode ser conseguido utilizando ligas de fundição de metais não preciosos. Uma abordagem final que tem sido desenvolvida envolve uma abordagem tribomecânica: partículas de corindo revestidas a sílica com uma dimensão média de 30 pm são jactadas contra a superfície a colar. Isto resulta no encrespamento da superfície e na transferência de sílica da superfície do corindo para o substrato. Esta superfície silicatizada pode ser tratada com um agente de acoplamento de silicano antes da colagem com um compósito de resina convencional. Esta técnica pode ser utilizada para todas as superfícies, desde a resina composta, passando pela cerâmica, até ao metal.

Agentes de ligação para resinas compostas:

Em 1955, a BUONOCORE propôs a limpeza/tratamento químico do esmalte com uma solução ácida para alterar a superfície do esmalte, de modo a promover a adesão das resinas acrílicas ao esmalte.[82]

Primeira geração:

Bunocore et al (1956) demonstraram que a utilização de resina contendo dimetacrilato de ácido glicerofosfórico se ligava à dentina condicionada com ácido.[83] Estes agentes de ligação foram concebidos para ligação iónica à hidroxiapatite ou ligação muito covalente (ligação de hidrogénio) ao colagénio. Bowcn HL (1965) abordou esta questão utilizando metacrilato de nyphenyglycine glycidyl que actuou como um primer ou promotor de adesão entre o esmalte/dentina e os materiais de resina através da quelação com o cálcio da superfície. 84 A resistência de ligação destes materiais situava-se no intervalo de 1-3 megapascal. Estes sistemas tiveram resultados clínicos muito fracos.

Segunda geração:

A segunda geração de adesivos para dentina utilizou principalmente fosfatos poliméricos/able adicionados à resina BJS-GMA para promover a ligação ao cálcio na estrutura dentária mineralizada.[85] Por exemplo, o sistema Clearfil Bond F (Kuraray, Osaka Japão), Scotch Bond (3M ESPE, St.Paul, Minnesota). O mecanismo de ligação envolve a formação de uma ligação iónica entre o cálcio e os grupos de clorofosfato. O desempenho in vivo foi considerado clinicamente inaceitável.

Força de ligação: 4-6Mpa.

Terceira geração:

Foi desenvolvida uma nova geração de sistemas adesivos que utilizam um passo de condicionamento da dentina em conjunto com um agente de ligação. Inclui condicionador de dentina, primários de dentina e agente de ligação. Com o sistema de terceira geração, o condicionamento ácido da dentina remove parcialmente ou modifica a smear layer.[86] De acordo com I ao L et al (1988), a adesão à dentina coberta com smear layer não foi muito bem sucedida.[28]

Quarta geração:

Com o sistema de ligação de quarta geração, conseguiu-se a remoção completa da smear layer. Fusayama T et al (1979) tentaram simplificar a adesão ao esmalte e à dentina, condicionando-os com ácido fosfórico a 40%. Nakabayashi N et al (1982) relataram a formação de uma camada híbrida de metacrilato polimerizado e dentina. O conceito de condicionamento total e a ligação dentinária húmida são caraterísticas dos materiais de quarta geração.29'32 Resistência de ligação: 3-25 MPa.

Quinta geração:

A quinta geração é constituída por dois tipos diferentes de materiais adesivos:

1. "Sistemas de um só frasco",
2. Os sistemas de colagem com primário autocondicionante.

Sistema de um frasco: Os sistemas de "um frasco" combinam o primário e os adesivos numa solução a ser aplicada após o condicionamento do esmalte e da dentina simultaneamente com ácido fosfórico a 35 a 37% durante 15-20 segundos. Neste sistema, o bloqueio mecânico com a dentina condicionada ocorre através de tags de resina, ramos laterais de adesivo e formação de camada híbrida e apresenta uma elevada resistência de ligação ao esmalte e à dentina.[34,87]

Primário autocondicionante: Watanabe I e Nakabayashi N (1993) desenvolveram um primário autocondicionante que era uma solução aquosa de 20% de fenil-P em 30% de HEMA para aderir simultaneamente ao esmalte e à dentina.[88]

Sexta geração:

Este sistema elimina a necessidade de condicionamento com ácido fosfórico através da utilização de um primário ácido. Tipo I (Primário Autocondicionante + Adesivo) Primário ácido aplicado primeiro no dente, seguido do adesivo. Tipo II (Adesivo autocondicionante) Dois frascos ou dose unitária contendo primário ácido e adesivo; uma gota de cada líquido é misturada e aplicada no dente.

Sétima geração:

Trata-se de colas auto-adesivas que não necessitam de ser misturadas.

Oitava geração:

Estes agentes são de cura dupla, auto-condicionantes, nano-reforçados e produzem uma força de adesão superior a 30 MPa à dentina e ao esmalte, sem sensibilidade pós-operatória. Os resultados benéficos da utilização do agente de ligação são

1. Sela os túbulos dentinários.
2. Protege a polpa da microinfiltração.
3. Veda a saída de fluidos dentinários, reduzindo a sensibilidade pós-operatória.
4. Previne a formação de lacunas que levam à microinfiltração e retardam a integridade marginal.
5. Sela o microrganismo, impedindo assim a microinfiltração.

Evolução dos adesivos de colagem

Décadas de 1960 e 1970 Primeira e segunda geração

Não recomendou o condicionamento dentário.
Depende da adesão à camada de esfregaço.
Fraca força de ligação.

↓

Década de 1980 Terceira geração Condicionamento ácido da dentina

Primário separado.

Aumento da força de ligação.

A coloração da margem causou falha clínica ao longo do tempo.

Início da década de 1990 Quarta geração

Camada "híbrida" de dentina e colagénio.

Selagem da dentina.

Introdução do conceito de "ligação húmida".

Sensível à técnica.

Meados da década de 1990 Quinta geração

Primário e adesivo combinados num só frasco.

Manutenção de elevadas resistências de ligação.

Introdução da embalagem em dose unitária.

Final da década de 1990, início da década de 2000 Sexta geração

Primários "auto-condicionantes".

Redução da incidência de sensibilidade pós-tratamento.

Resistência das obrigações inferior à da quarta e quinta gerações

Final de 2002 Sétima geração

"All-in-One"

Combina a gravação, a aplicação de primário e a colagem.

Solução única.

Boa força de ligação e selagem das margens.

Resinas compostas:

A medicina dentária estética e restauradora tem como objetivo substituir estruturas perdidas ou danificadas por materiais artificiais que possuam propriedades biológicas, físicas e funcionais semelhantes aos dentes naturais. De entre estes materiais, as resinas compostas ocupam uma posição de destaque, pois oferecem um excelente potencial estético e uma longevidade aceitável, sem necessidade de uma preparação extensa da estrutura óssea, permitindo uma preparação minimamente invasiva ou, por vezes, sem qualquer preparação.[89] Podem ser utilizadas como restauração direta ou indireta.

As resinas compostas têm sido classificadas de acordo com várias caraterísticas (isto é, mecanismo de cura e tipo de partícula); no entanto, a classificação mais comummente utilizada considera principalmente a distribuição e o tamanho médio das partículas da fase de enchimento de um determinado compósito.[46] (Fig: 11.1)

As avaliações clínicas que comparam as restaurações anteriores produzidas com microenchimentos e resinas compostas híbridas demonstraram que os compósitos híbridos apresentam um desempenho significativamente melhor no que respeita à integridade marginal, cor e descoloração marginal.[38,45] Estão também disponíveis algumas resinas compostas reforçadas com microflocos, indicadas para utilização em dentes posteriores, tais como Heliomolar® /Heliomolar® HB (Ivoclar Vivadent, Amherst, NY) e Virtuoso Sculptable (Den-Mat, Santa Mana, CA). Foram registados bons resultados clínicos.[36]

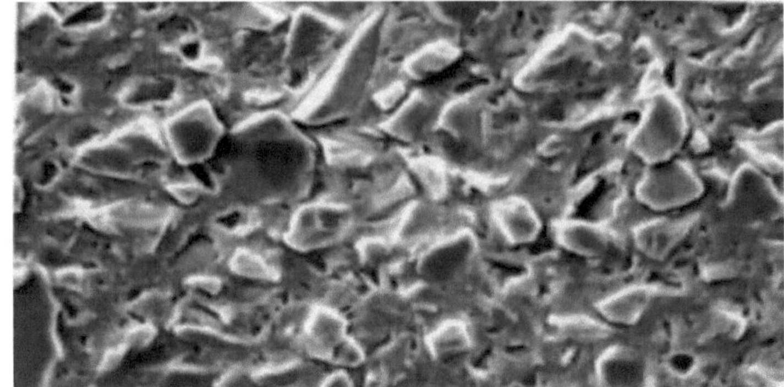

Fig. 11.1: Microscopia eletrónica de varrimento (SEM) representando os diferentes tamanhos de partículas de uma resina composta micro-híbrida.

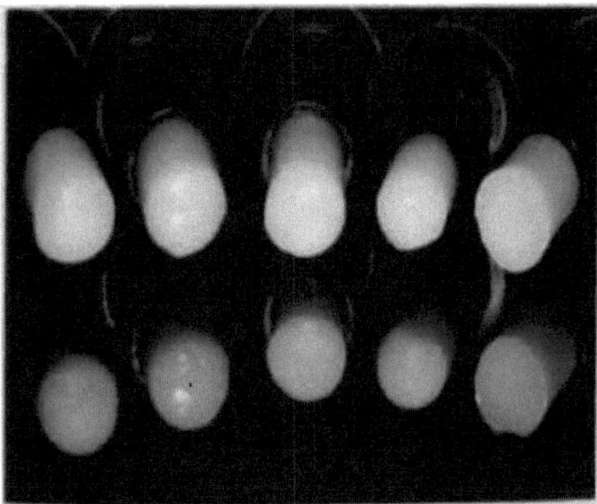

Fig. 11.2: Compósitos para reprodução de dentina.

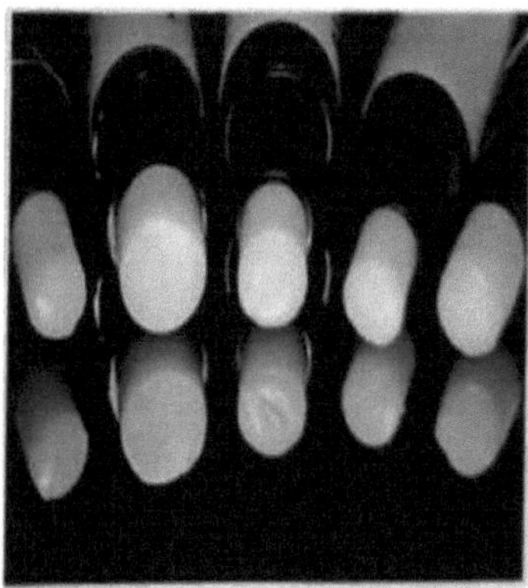

Fig. 11.3: Compósitos para reprodução do esmalte.

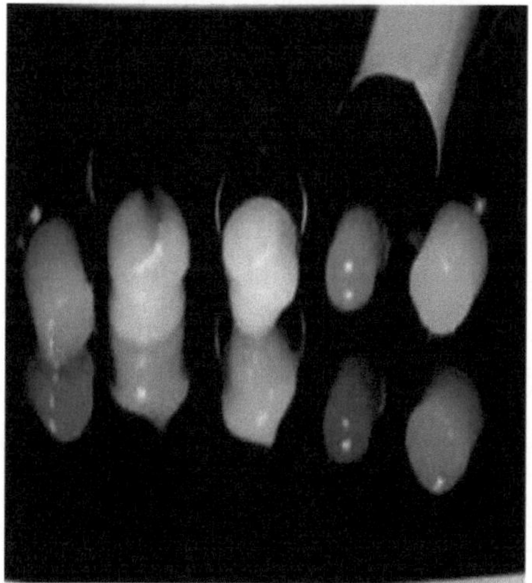

Fig. 11.4: Compósito translúcido e de efeito

Dada a necessidade de uma resina composta altamente polível com propriedades físicas óptimas para utilização nas regiões anterior e posterior, os fabricantes desenvolveram resinas compostas micro-híbridas. Reduziram o tamanho das partículas, variando de 0,04 pm a 1 (Fig. 11.1). Ao incorporar partículas mais pequenas, os compósitos micro-híbridos dão melhor polimento e manuseamento do que os seus homólogos híbridos. Os compósitos micro-híbridos são mais fortes do que a maioria dos compósitos micropreenchidos e podem ser utilizados tanto em dentes anteriores como posteriores. Por conseguinte, os compósitos micro-híbridos podem ser utilizados como resinas compostas universais ou para todos os fins.46 Algumas das resinas compostas micro-híbridas disponíveis são: Filtek™ Z250 (3M ESPE), Synergy D6 (ColteneZWhaledent Inc, Cuyahoga Falls, OH), Gradia™ Diret (GC America, Alsip, IL), Point 4™ (Kerr Dental), Renamel Universal Microhybrid (Cosmedent), Tetric Ceram (Ivoclar Vivadent, Inc), e Venus (Heraeus Kulzer Inc). As desvantagens da resina composta são a contração da polimerização e o elevado coeficiente de expansão térmica, o que leva a uma fraca integridade marginal.

Embora estes materiais possam ser utilizados com cores básicas, muitos destes novos compósitos também têm um conjunto completo de cores incisais, de esmalte, de dentina e de efeito, pelo que podem ser construídos utilizando uma técnica de estratificação para obter uma aparência mais semelhante à dos dentes (Fig. 11.2, Fig. 11.3, Fig. 11.4). Alguns fabricantes incluem guias de cores e receitas especializadas para ajudar o clínico a escolher a melhor mistura de cores a utilizar em circunstâncias específicas. Alguns bons exemplos desses kits elaborados são: 4 Seasons (Ivoclar Vivadent, Inc), Vit-l-escence (Ultradent Products, Inc, South Jordan, UT), Miris (Coltene/Whaledent Inc), e Artiste™ Nano-Hybrid Flowable Composite (Pentron Clinical Technologies, Wallingford, CT).

Em relação à consistência, a grande maioria das resinas compostas micro-híbridas apresenta viscosidade média; no entanto, alguns outros tipos de resinas compostas podem ser classificados como de alta viscosidade (compósitos "empacotáveis") ou de baixa viscosidade (compósitos "flowable"). As resinas compostas de alta viscosidade (também conhecidas como "condensáveis" ou de "corpo pesado"), possuem uma maior quantidade de carga (acima de 80% em volume), o que as torna mais resistentes e fáceis de aplicar devido à sua excelente esculpibilidade. A utilização destas resinas compostas está especialmente indicada para o restabelecimento do contorno e dos contactos proximais em restaurações de classe 2 e para a definição precisa das caraterísticas da anatomia oclusal.[90] Como o desempenho clínico destes compósitos é semelhante ao dos compósitos micro-híbridos de viscosidade regular, a escolha deste tipo de material deve basear-se nas preferências individuais.[91] Algumas marcas disponíveis incluem P60 (3M ESPE), Virtuoso Packable (Den-Mat), Alert Condensable Composite (Pentron Clinical Technologies) e Tetric Ceram HB (Ivoclar Vivadent, Inc).

Por outro lado, as resinas compostas fluidas apresentam muito menos carga (cerca de 50% em volume), possuem propriedades mecânicas inferiores e apresentam maior grau de contração de polimerização. Estudos recentes têm demonstrado que o uso de compósitos fluidos não melhora o selamento marginal de restaurações adesivas; no entanto, seu uso é indicado em áreas de difícil acesso e preparos cavitários irregulares, pois favorece a inserção e adaptação dos incrementos subseqüentes/ Essas resinas compostas também são úteis na restauração de preparos altamente conservadores, como a colocação de restaurações preventivas de resina, reparo de margens de restaurações de resina composta existentes, surfaçagem de splints de fibra, reparo de margens de restaurações provisórias de compósito bis-acryl, cimentação de facetas de porcelana e colocação de restaurações provisórias de pedodontia.[48,90] Alguns dos materiais disponíveis incluem: Flow-it ALC™ (Pentron Clinical Technologies), Aelite Flo (Bisco, Inc, Schaumburg, IL), Clearfil Majesty™ Flow (Kuraray America Inc, Nova Iorque, NY), e PermaFlo (Ultradent Products, Inc). Alguns fabricantes desenvolveram compósitos fluidos que fazem parte de uma família de compósitos com os seus compósitos micro-híbridos estéticos. Os exemplos incluem o Gradia Flowable (GC America), Filtek™ Supreme Plus Flowable (3M ESPE), Point 4 Flowable (Kerr Dental); e Virtuoso Flowable (Den-Mat).

A desvantagem da resina composta é a contração da polimerização e o elevado coeficiente de expansão térmica, o que leva a uma fraca integridade marginal.

A contração volumétrica depende normalmente da fonte de luz, uma vez que a direção da contração é normalmente no sentido do vetor de luz, fazendo com que os compósitos sejam afastados das paredes da cavidade.[41] Esta contração leva a uma tensão de polimerização tão elevada como 130kg/cm2 (17mPa) entre o compósito e a cavidade do dente. Isto leva ainda a uma ligação interfacial deformada entre o compósito e o dente, conduzindo a uma lacuna marginal que convida à microinfiltração. A contração volumétrica do compósito macropreenchido e do compósito híbrido (contendo macropreenchimento) é de aproximadamente 1%-2,5% e a dos compósitos micropreenchidos é de 2%-3,5% (devido ao oligómero e aos diluentes presentes nos compósitos).[33] Para os compósitos activados por luz, as marcas disponíveis incluem P60 (3M ESPE), Virtuoso Packable (Den-Mark) Alert Condensable Composite (Pentron Clinical Technologies) e Tetric Ceram HB (Ivoclar Vivadcnt, Inc).

Por outro lado, as resinas compostas fluidas apresentam muito menos carga (cerca de 50% em volume), possuem propriedades mecânicas interiores e apresentam maior grau de contração de polimerização.[39] Estudos recentes demonstraram que o uso de compósitos fluidos não melhora o selamento marginal das restaurações adesivas, porém, seu uso é indicado em áreas de difícil acesso e preparos cavitários irregulares, pois favorece a inserção e adaptação dos incrementos subsequentes. Estas resinas compostas também são úteis na restauração de preparos altamente conservadores, tais como a colocação de restaurações preventivas de resina, reparação de margens de restaurações de resina composta já existentes, surfaçagem de splints de fibra, reparação de margens de restaurações provisórias de compósito bis-acryl, cimentação de facetas de porcelana e colocação de restaurações provisórias de pedodontia.[48,90] Alguns dos materiais disponíveis incluem: Flow-it ALC™ (Pcntron Clinical Technologies), Aelite Flo (Bisco, Inc, Schaumburg, IL), Clearfil Majesty™ Flow (Kuraray America Inc, Nova Iorque, NY1 e PermaFlo (Ultradent Products, Inc). Alguns fabricantes desenvolveram compósitos fluidos que fazem parte de uma família de compósitos com os seus compósitos micro-híbridos estéticos. Os exemplos incluem Gradia Flowable (GL

America). Filtek™ Supreme Plus Flowable (3M ESPE), Point 4 Flowable (Kerr Dental); e Virtuoso Flowable (Den-Mat).

A desvantagem da resina composta é a contração da polimerização e o elevado coeficiente de expansão térmica, o que leva a uma fraca integridade marginal.

A contração volumétrica depende normalmente da fonte de luz, uma vez que a direção da contração é normalmente no sentido do vetor de luz, fazendo com que os compósitos sejam afastados das paredes da cavidade.[41] Esta contração leva a uma tensão de polimerização tão elevada como 30kg/cm^2 (17mPa) entre o compósito e a cavidade do dente. Isto leva ainda a uma ligação interfacial deformada entre o compósito e o dente, conduzindo a um espaço marginal que convida à microinfiltração. A contração volumétrica do compósito macropreenchido e do compósito híbrido (contendo macropreenchimento) é de aproximadamente 1%-2,5% e para os compósitos micropreenchidos é de 2%-3,5% (devido ao oligómero e aos diluentes presentes nos compósitos). Para compósitos activados por luz. Aproximadamente 60% da contração ocorre no primeiro minuto após a foto-sensibilização e o prolongamento do tempo de ativação de 30 para 60 segundos aumentará a contração total.

A prevenção da formação de espaços marginais à volta das restaurações centra-se normalmente no estabelecimento de uma adaptação óptima e na ligação mecânica ou química do material restaurador ao material dentário circundante. O selamento permanente da cavidade depende do contacto estabelecido e da ligação ser capaz de resistir a todas as influências físicas e químicas a que o dente e a restauração estão expostos no ambiente oral, incluindo aquelas que resultam em alterações dimensionais. Por outro lado, as lacunas marginais podem surgir como resultado de uma fratura coesiva no material de restauração ou no tecido dentário circundante, uma fratura adesiva na sua interface, ou uma combinação de ambos.[94] A definição mais comummente utilizada de lacunas está intimamente relacionada com o seu efeito clínico e biológico: a passagem de bactérias, fluidos, moléculas ou iões entre uma parede cavitária e o material de restauração aplicado. Termos como fuga marginal, microinfiltração, percolação marginal e fuga bacteriana são utilizados como sinónimos para lacunas clinicamente indetectáveis.

Formação da lacuna inicial:

Quando um material de restauração de resina polimeriza, sofre uma contração volumétrica. Embora esta contração possa ser compensada posteriormente pela expansão higroscópica,[95] o resultado será um espaço entre o dente e a restauração, se as forças de contração excederem a força de adesão do material à parede da cavidade a alguma distância da margem da cavidade, se as forças de contração forem transferidas para os tecidos dentários circundantes e excederem a sua resistência à tração.[24] As fendas marginais iniciais também podem, naturalmente, surgir se, durante a inserção, o material de resina não for colocado em contacto completo com as paredes de uma restauração de resina é, portanto, o resultado de uma interação complicada entre a contração volumétrica da resina, a taxa de polimerização, a sua adaptabilidade e adesão aos tecidos dentários circundantes e a resistência à tração destes tecidos.[96] A ocorrência de espaços marginais em torno de restaurações de resina é, portanto, também determinada pelas dimensões e forma da cavidade, bem como pela micro morfologia ou padrão no esmalte e dentina que aparece durante a preparação da cavidade e em qualquer tratamento subsequente.[24] (Fig. 12).

O ângulo entre a porção das paredes da cavidade e a superfície do dente circundante também tem alguma influência na formação de lacunas; quanto maior o ângulo, melhor a adaptação. A tendência para a formação de fendas será, portanto, em última análise, menor se a resina for colocada diretamente sobre a superfície de um dente.

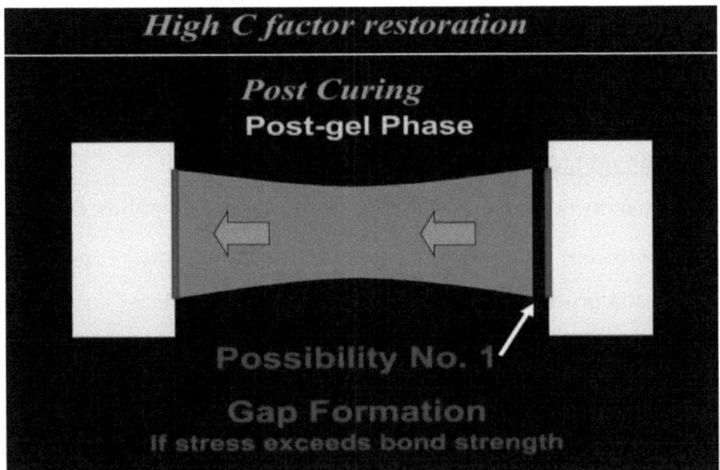

Fig. 12: Formação de lacunas no material de restauração

Formação de lacunas secundárias:

Após a polimerização, há uma absorção gradual de água nos materiais de resina. A expansão higroscópica resultante é, em muitas marcas, suficiente para compensar a contração da polimerização de parede a parede.[54] Isto pode até resultar numa compressão elástica da restauração contra as paredes da cavidade. A probabilidade de se formarem lacunas secundárias devido a alterações de temperatura ou cargas mecânicas na restauração ou no dente é assim reduzida. Um pré-requisito provável para a utilização do efeito de redução de fendas da expansão higroscópica é que o acabamento e polimento da restauração não seja feito antes do fecho da fenda, uma vez que isto poderia causar fracturas do prisma de esmalte ao longo da periferia da cavidade.[54] Também é provável que fragmentos de esmalte, partículas moídas e partículas de enchimento destacadas sejam pressionadas para dentro do espaço aberto durante o acabamento, obstruindo assim um fecho posterior

por expansão higroscópica.[95]

A capacidade das alterações de temperatura causarem a formação de lacunas secundárias e, consequentemente, a percolação em torno das restaurações de resina deve-se às diferenças nos coeficientes de expansão térmica das resinas e do esmalte/dentina. É razoável concluir que estas lacunas também são influenciadas pelo tamanho da cavidade e pelo tipo ou marca do material de resina utilizado. No entanto, estes tipos de lacunas são intermitentes. Só estão presentes durante e/ou imediatamente após a exposição a mudanças de temperatura, a não ser que a exposição repetida resulte numa deformação plástica da restauração, causando uma lacuna permanente à sua volta.[97]

As lacunas intermitentes e permanentes também podem ser causadas por cargas mecânicas. Jogrensen et al. demonstraram que, através da carga axial cíclica de dentes extraídos, é possível produzir lacunas marginais e fracturas do esmalte em torno de restaurações de resina das classes III e V. Estas lacunas são atribuíveis à histerese elástica, ou seja, a uma reforma elástica retardada, ou a uma deformação plástica do material de restauração.[98]

Com os compósitos activados quimicamente (autopolimerizáveis), a contração desenvolve-se lentamente, mesmo com a tendência para se dirigir para o centro da restauração. Isto resulta numa menor contração na interface da restauração dentária com o grau de concavidade em qualquer superfície livre. A contração de polimerização em compósitos autopolimerizáveis, bem como em compósitos fotopolimerizáveis, tem um impacto na adaptação e selamento marginal da restauração. Numa cavidade grande com cúspides enfraquecidas, existe um potencial para a deformação da cúspide, levando à sensibilidade pós-restauração e à fratura na base da cúspide.

Os compósitos de resina fotopolimerizável substituíram largamente a utilização *de* compósitos de polimerização química em aplicações dentárias estéticas. Oferecem vantagens distintas de melhor estabilidade de armazenamento, tempo de trabalho alargado, maior grau de

conversão, redução das porosidades do ar causadas pela mistura e melhoria das propriedades físicas TW/'\ 'Γ\ i^T*i^1 ,ʳ⁰[99] 100[101] [102] ʊnΛI ₇₁^T ,^*1^OTV⅛1 f* Q1 1 X ,Q/^*4^1 X Γ*/"\ TV⅛TΛ/'\ 0 10 0 i^lll- propriedades. No entanto, os compósitos quimicamente activados ainda têm
aplicações importantes na medicina dentária de restauração contemporânea. A fase de pré-gel mais longa dos compósitos de cura química[103] foi adoptada na "técnica de retração dirigida"[104] para restaurações posteriores de resina composta. Nesta técnica, foi utilizado um compósito de presa lenta, curado quimicamente, quer em massa[10] 5, quer como camada basal para aliviar a tensão desenvolvida numa restauração pelo fluxo do material parcialmente polimerizado.[106] '[107] Embora o mérito conjecturado desta técnica[108,109] não tenha sido comprovado num ensaio clínico recente,[110] as resinas de cura química continuam a ser frequentemente utilizadas como material de restauração em áreas que não são facilmente penetráveis pela luz, e como cimentos de resina de cura automática ou dupla para a cimentação de coroas e pontes, inlays e onlays, e pinos endodônticos.

As evidências sugerem que as resistências de ligação dos cimentos de resina composta à dentina foram influenciadas pela compatibilidade dos modos de polimerização entre os sistemas adesivos e os compósitos de resina.[111] Alguns fabricantes incluem um ativador adicional em adesivos de passo múltiplo ou de passo único para os tornar duplamente curáveis para uma ligação eficaz a compósitos de cura dupla ou química. Um relatório recente revelou ainda que alguns sistemas adesivos contemporâneos de cura por luz e de passo simplificado eram incompatíveis com compósitos de cura química,[112] ao ponto de não se conseguir uma ligação efectiva para alguns sistemas. No entanto, os sistemas que aderiram mal a compósitos de cura química exibiram elevadas forças de ligação ao cisalhamento com a utilização de compósitos de cura por luz. Não se sabe qual é a causa da incompatibilidade entre as colas fotopolimerizáveis de passo simplificado e os compósitos de resina de cura química.

O coeficiente de expansão térmica do dente natural é de 11,4x10 %$^{-6}$[113] , o que é inferior ao dos compósitos (os compósitos micropreenchidos têm 60 x 10^{-6} % e os macropreenchidos, bem como os híbridos, têm 30-40 x 10^{-6} %). Este facto deve-se à adição de 505 por volume de fase inorgânica. A percolação de fluidos orais ocorre na interface dente-restauração devido à diferença no coeficiente de expansão térmica combinada com a formação de lacunas devido à contração da polimerização.

A sorção de água é uma propriedade importante dos compósitos que desempenha um papel vital na integridade marginal. A absorção de água é elevada em casos de fração volumétrica elevada de polímero. Verifica-se que a resina com microenchimento tem maior sorção de água do que os compósitos com macroenchimento e híbridos. Postula-se que a sorção de água pode contra-atacar a contração da fixação.[114] A absorção de água aumenta a fluência e diminui a recuperação da fluência dos defeitos marginais oclusais normalmente observados em relação à resina composta.[115]

a) Formação de fendas, valas, fracturas nas margens.

b) Fratura da superfície do material de resina composta em excesso.

c) Vazios ou porosidades que levam à incorporação de ar entre o dente e a restauração durante a colocação.

d) Desgaste, exposição progressiva das paredes da cavidade dirigidas axialmente.

As resinas com microenchimento apresentam lascagem e fratura superficial devido à sua baixa resistência à fratura, resistência à tração e módulo de elasticidade, elevada contração de polimerização e coeficiente de expansão térmica.

Os compósitos grosseiros apresentam desgaste apenas nas margens, enquanto os híbridos tendem a lascar (formação de fendas) e a desgastar-se.[116]

Foi referido que a configuração, ou seja, o fator C (razão entre a área da superfície ligada às paredes da cavidade e a área da superfície livre) tem uma influência notável nas tensões de contração na interface de ligação. Nas restaurações fotopolimerizáveis, como já foi referido, a contração ocorre na parte mais afastada da fonte de luz, quando é utilizada uma técnica adesiva e o material de restauração é colado à superfície do dente, a contração induz tensões que competem com a ligação entre a obturação e a parede da cavidade. Foi observado que as contracções aumentam a influência das tensões quando o fator c excede 2,0 para materiais de restauração fotopolimerizáveis, a contração da polimerização tende a gerar tensões de contração no fundo da cavidade e a causar a deterioração da adaptação. O fator C afecta a adaptação marginal ao fundo da cavidade apenas para as resinas compostas, mas não tem qualquer influência na adaptação cavitária das restaurações de compósito. Assim, as tensões de contração aumentam com o aumento do fator c da cavidade apenas no caso das resinas compostas.[117]

Também a técnica de atraso de pulso influenciou positivamente o relevo e a magnitude das forças de contração da resina composta, apenas quando um baixo Fator C estava presente; para um Fator C elevado, a técnica de ativação da luz não foi capaz de diminuir as forças de contração do processo de polimerização.[118]

Materiais de obturação endodôntica:

Definição:

A obturação do sistema de canais radiculares é definida como o preenchimento tridimensional de todo o sistema de canais radiculares, o mais próximo possível da junção cemento-dentinária (JCD), de modo a obter uma vedação impermeável a fluidos que impeça a invasão de microrganismos e de potenciais nutrientes que suportem o crescimento biológico. Na década de 1960, Grossman cunhou o termo "vedação hermética" do sistema de canais radiculares, que significa estanque ao ar por fusão ou selagem.[119]

Mais tarde, Ramsey, em termos endodônticos, utilizou o termo selagem "impermeável a fluidos". Segundo ele, "selagem hermética" não é exacta, uma vez que, de acordo com a definição (estanque ao ar por fusão ou destartarização), não é o ar que constitui o problema no periápice, mas sim o fluido. Por conseguinte, o termo "impermeável" seria mais exato.[119]

OBJECTIVOS BIOLÓGICOS DA OBTURAÇÃO DO SISTEMA DE CANAIS RADICULARES[115]

1. Estabelecer uma barreira à passagem de microrganismos da cavidade oral para os tecidos perirradiculares através de uma restauração cavitária de acesso perfeito.
2. Entumecer e isolar quaisquer microrganismos que possam sobreviver aos procedimentos de limpeza e moldagem através da utilização de um vedante antibacteriano.
3. Impedir a fuga para o sistema de canais de potenciais nutrientes que apoiariam o crescimento biológico, selando os canais laterais e acessórios.
4. Para reduzir o risco de movimento bacteriano e de percolação de fluidos no sistema de canais a partir do sulco gengival ou das bolsas periodontais, selando o canal furcal e os canais laterais.

Isto implica que a compactação da guta percha no sistema de canais radiculares deve ser completa em todas as dimensões, desde o orifício até à terminação apical da obturação. (Fig. 13)

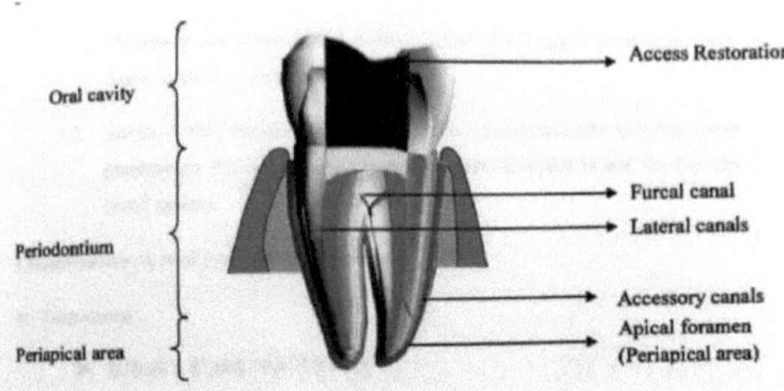

Fig. 13: Diagrama esquemático representando os portais de entrada da infeção e o selamento tridimensional necessário para o sucesso da obturação. (A restauração de acesso proporciona um selamento dimensional primário, os canais furcal e lateral proporcionam um selamento dimensional secundário e o canal acessório e o forame apical proporcionam um selamento dimensional terciário).

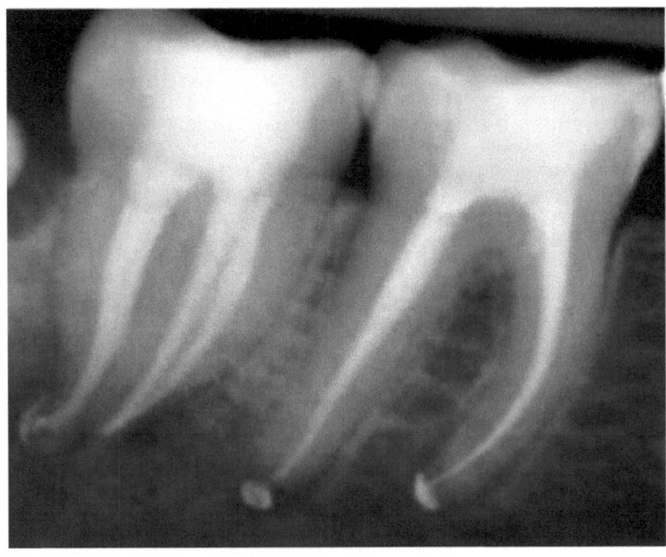

Fig. 14: Radiografia mostrando a obturação completa do canal radicular

OBJECTIVOS RADIOGRÁFICOS[120]

1. Para obter uma aparência radiográfica de uma obturação tridimensional densa e sem espaços vazios, que se estende o mais próximo possível do ápice radiográfico, sem sobre ou subobturação grosseira na presença de um canal patente. (Fig. 14)
2. O canal radicular obturado deve refletir uma forma que seja aproximadamente igual à morfologia da raiz.
3. A forma do canal obturado deve refletir uma preparação em funil continuamente afunilada, sem remoção excessiva de estrutura dentária a qualquer nível do sistema de canais.

Classificação dos materiais de obturação dos canais radiculares:

Por Grossman

- **MATERIAIS DE NÚCLEO SÓLIDO**
  - Metais
  - Plásticos
  - Cimentos/pasta
- **SELADORES**
  - Plásticos
  - Cimentos
  - Colar

1984 ANSI/ADA Specification No. 57 Materiais de obturação endodôntica

- **Type I** - Ponta central (normalizada) e auxiliar (convencional), para utilização com cimentos de selagem
  - **Classe 1** - Metálico
  - **Classe 2** - Poliméricos
- **Tipo II** - Cimentos de selagem a utilizar com materiais de núcleo

  - **Tipo III** - Materiais de obturação a utilizar sem materiais de núcleo ou cimentos de selagem

Esta classificação foi posteriormente revista e dividida em:

o 1993 ANSI/ADA Specification No.57 - Materiais de selagem endodôntica

o 1994 ANSI/ADA Specification No.78 - Pontos de obturação endodôntica

De acordo com a especificação ANSI/ADA n.º 78 de 1994

Pontos de obturação endodôntica

- Tipo I - Pontos normalizados do núcleo a utilizar com vedante e cimento
- Tipo II - Auxiliares (pontos convencionais ou acessórios) de conicidade não normalizada

Materiais de obturação:

Historicamente, têm sido utilizados vários materiais para obturar o sistema de canais radiculares. Com o avanço da investigação na ciência dos materiais e o estudo da morfologia do sistema de canais radiculares, desenvolveram-se novos materiais e técnicas.

Metais

- A história dos materiais de obturação começa com o ouro e passa por outros metais (limas de aço inoxidável, iridioplatina, tântalo, titânio, amálgama) utilizados para preencher o sistema de canais radiculares.
- Em 1933, Elmer Jasper introduziu os cones de prata, que eram prata pura moldada numa forma cónica.
- A vantagem destes cones em relação à guta percha é o facto de serem mais rígidos e mais fáceis de inserir em canais muito estreitos e finos e tortuosos.
- Era frequentemente utilizado anteriormente em canais pequenos e bem calcificados, redondos e cónicos.

Causa da interrupção da utilização dos pontos de prata: [121]

As pontas de prata pareciam densas e preenchiam facilmente os canais radiculares tortuosos, proporcionando uma boa imagem radiográfica

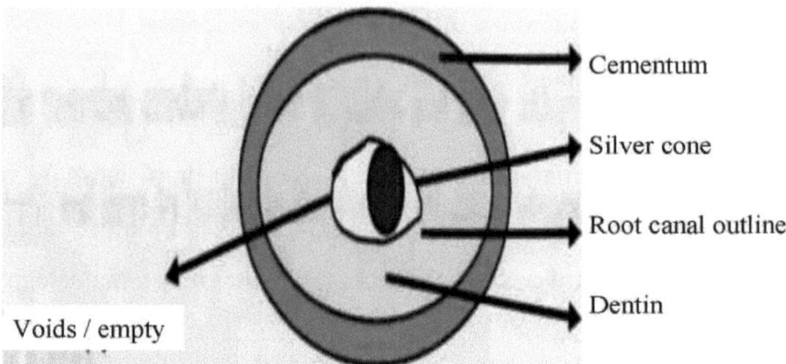

Fig. 15: Diagrama em corte transversal da obturação com cone de prata mostrando a má adaptação do cone ao contorno irregular do canal radicular

As desvantagens dos pontos de prata eram [121]

1. Exigiu uma preparação do canal circular que, na maioria das vezes, não é possível.

   (Fig. 15)

2. Aglutina-se num ou dois locais da parede do canal radicular, dando uma falsa sensação de ajuste.
3. O espaço remanescente é preenchido com cimento ou vedante que seria lavado pelos fluidos dos tecidos que se infiltram no sistema de canais.
4. Os fluidos teciduais percolados no sistema de canais radiculares resultaram na formação de sulfuretos de prata e cloretos de prata. Estes produtos de corrosão extravasaram para os tecidos perirradiculares e para os tecidos periodontais, provocando uma

resposta inflamatória que acabou por resultar no insucesso do caso.

5. Os produtos de corrosão (sulfuretos de prata e cloretos de prata) também descoloram a dentina, provocando a descoloração do dente devido ao material de obturação.

Guta percha

A guta percha (GP), apesar de ser de plástico, não tem qualidades adesivas e requer um selante para assegurar um bom selamento apical. A GP expande-se com o aquecimento e encolhe quando volta à temperatura ambiente. Tudo isto contribui para a inadequação da GP para manter o selamento marginal.[122]

As pontas de prata requerem uma boa preparação dos canais para assegurar um bom selamento marginal, mas depende novamente do selante para o conseguir. Foi relatado no SEM, bem como no estudo de sonda eletrónica, que os cones de prata corroem por oxidação para formar um composto de superfície na ponta de 'prata amina sulfato amida hidrato de enxofre, que foi necessário para esta corrosão está presente em aminoácidos, heparina, tiamina e outros compostos no cemento do sangue e saliva. Os produtos corrosivos são geralmente o resultado de uma vedação inadequada.[121]

Os selantes endodônticos desempenham um papel muito importante na obtenção de um bom selamento endodôntico. Cada cimento tem uma caraterística que é responsável pela integridade marginal. Os cimentos de óxido de zinco e eugenol têm como principal desvantagem a coloração. As principais virtudes dos cimentos que não mancham, como o procosal e o endoseal, são o tempo de presa lento na ausência de humidade e o bom potencial de selamento devido às pequenas alterações volumétricas da presa. Mas estes cimentos são decompostos pela água através da perda contínua de eugenol, tornando-se assim um cimento fraco e instável e impedindo a sua utilização em massa, como o preenchimento de restos. Cimentos como o tubliseal, o super EBA, o cimento de Wach e o cimento para canais radiculares de Kerr apresentam as mesmas propriedades, mas alguns destes materiais apresentam uma vedação hermética no sentido literal. Após a obturação, a longevidade do material depende do selamento temporário (de ZOE ou IRM) até que a obturação de entrada seja efectuada com amálgama, GIC ou compósito. Um selamento inadequado para a obturação temporária pode levar ao fracasso de toda a terapia do canal radicular. 3[12]

Os CRCS (calcibiotic root canal sealers) demoram 3 dias a endurecer completamente em ambiente seco ou húmido e mostram muito pouca sorção de água. Isto implica que o cimento é estável com propriedades de selagem melhoradas. O Sealapex é o único cimento de Ca (OH)2 que se expande durante a presa. Se a sorção de água é um indicador de possível dissolução, o Sealapex mostrou um aumento de peso de 1,6% ao longo de 16 dias em água, enquanto o CRCS ganhou menos de 0,4%.

Diaket é um selante de resina que é bastante pegajoso por natureza. Contrai-se ligeiramente durante o endurecimento, o que é anulado quando ocorre a absorção de água. A resina epóxi AH26 não é sensível à humidade e endurece mesmo na água com uma boa eficácia de vedação.

MATERIAIS DE RESTAURAÇÃO INDIRECTOS:

Estes materiais são formados no laboratório e as restaurações acabadas são curadas no dente. É feito um modelo ou molde exato utilizando uma impressão do dente preparado, de modo a que a restauração possa ser fabricada no modelo ou molde e colocada sem distorção ou tensão, proporcionando também uma vedação marginal.

Acrílico:

- Basicamente utilizado para o fabrico de coroas provisórias.
- Isto mostra um bom grau de encolhimento da polimerização, para o qual a proporção monómero-polímero deve ser mantida sob controlo.
- A resina encolhe em direção à massa, sendo a retração volumétrica da resina de cura pelo calor de 0,53% e a da autopolimerização de 0,26%.
- As resinas activadas quimicamente apresentam uma precisão dimensional de 0,1%, enquanto as resinas activadas pelo calor apresentam 0,4%. O excesso de calor gerado durante o acabamento contribui para esta distribuição.
- As resinas acrílicas absorvem água lentamente ao longo de um período de tempo devido às propriedades polares das moléculas de resina. Para as resinas de cura pelo calor, o coeficiente de difusão de água da cura pelo calor é de 1,08 x $1O^{-12}$ m2/seg. a 37°

C e para a autocura é de 2,34 x 10^{-12} m2/seg. Por cada aumento de 1% do peso devido à água absorvida, as resinas acrílicas expandem-se linearmente em 0,23% e demoram 17 dias a ficarem totalmente saturadas de água. A especificação da ADA restringe o limite de absorção de água a 0,3 mg/cm^2

- A taxa de fluência das resinas de auto-cura é superior à da cura pelo calor.
- As resinas acrílicas apresentam certas alterações dimensionais inevitáveis e todas elas devem ser antecipadas pelo dentista para evitar microinfiltrações.

Liga de fundição :

A adaptação marginal depende principalmente da contração da fundição e da corrosão destas ligas. Apenas as ligas de ouro permitem o polimento da margem, melhorando assim a vedação marginal. As peças fundidas devem ser exactas, com uma tolerância de ± 0,05%. Para o efeito, é necessário ter em conta o material de revestimento, os materiais de impressão, as ceras e os materiais do molde.

O encolhimento linear de fundição das ligas de ouro para fundição de incrustação varia entre 1,42% e 1,67%. Os metais de base têm um módulo de elasticidade duas vezes superior ao das ligas de ouro. Uma vez que o módulo de elasticidade é uma medida da rigidez dos materiais, reduz a possibilidade de brunir a restauração acabada para obter um bom selamento marginal, como se verifica com as ligas de ouro.

Cerâmica :

A estabilidade dimensional de todos os tipos de cerâmica (Dicon, cerâmica metálica) é boa. As cerâmicas são resistentes à ação dos solventes e uma restauração de cerâmica devidamente adaptada/fabricada deve adaptar-se bem à estrutura dentária.

Apesar da ideia errada de que as inadequações de ajuste de inlays e onlays cerâmicos podem ser compensadas pela presença de cimento de cimentação compósito nas margens de uma restauração, foi demonstrado que uma restauração de ajuste exato é vital para o sucesso a longo prazo numa situação clínica. Taleghani e Leinfelder afirmaram que: o sucesso da técnica de restauração está esmagadoramente relacionado com o espaço interfacial entre a restauração e o dente preparado. Este espaço nunca deve exceder 100 pm".

Um estudo in *vitro* inicial encontrou uma precisão de ajuste de inlays de porcelana de queima direta semelhante à do ouro fundido, mas embora possam ser alcançados bons resultados, estes nem sempre são consistentes. Uma revisão de Banks também citou variações na precisão da adaptação das coroas Dicor. Outro estudo concluiu que a exatidão da adaptação dependia mais da competência do técnico do que do tipo de material. A qualidade da adaptação pode variar dentro das incrustações individuais, dependendo do local que está a ser medido.

Existem também problemas na avaliação da adaptação de inlays num contexto clínico, especialmente na margem cervical interproximal.

O ajuste dos inlays produzidos pelo dispositivo Cerec CADCAM foi amplamente investigado e, em geral, demonstrou ser menos preciso do que os inlays de cerâmica de laboratório dos materiais utilizados para a produção de inlays Cerec, a porcelana feldspática Vita demonstrou ser mais precisa do que a Dicor e também mais altamente polível. Outro estudo não mostrou qualquer diferença de desempenho entre a Vita Porcelain II e a Dicor MGC relativamente aos critérios avaliados. Um estudo recente que utilizou uma versão actualizada do aparelho Cerec demonstrou um grau muito mais elevado de precisão de ajuste com maior consistência.

Todos os sistemas de inlays cerâmicos estão sujeitos a algum grau de deterioração marginal ao longo do tempo. Vários estudos referem que uma proporção significativa de margens que eram indetectáveis na fase de inserção são clinicamente detectáveis com um explorador após um a dois anos de utilização clínica e este facto é geralmente atribuído ao desgaste do compósito de cimentação.

A análise ao microscópio eletrónico de varrimento demonstrou que as fracturas marginais ocorrem tanto no lado do inlay como no lado do esmalte da margem e que existem mais lacunas marginais na interface compósito/cerâmica do que na interface compósito/esmalte. Lambrechts *et al.* sugerem que sejam utilizados agentes de cimentação de viscosidade elevada para cimentar inlays onde é necessária uma integridade marginal máxima e suporte compressivo.

Resinas compostas:

Partilham as mesmas propriedades das resinas de restauração direta, mas a adaptação da restauração indireta de compósito será melhor, uma vez que a contração da polimerização é compensada ao máximo.

PREPARAÇÃO DOS DENTES PARA DIFERENTES RESTAURAÇÕES

INTRODUÇÃO

A preparação de um dente para receber um material de restauração é um esforço abrangente. Por mais rotineiro ou mundano que possa parecer, muitos factores afectam o desenho da preparação dentária adequada para um determinado dente. Estes factores devem ser considerados para cada procedimento de restauração contemplado, sendo que o resultado final é que não existem duas preparações iguais.

Ângulo e margem da cavidade

Definição: O ângulo cavosuperficial é o ângulo da estrutura do dente formado pela junção de uma parede preparada (cortada) e a superfície externa do dente. A junção atual é designada por margem cavosuperficial. (Fig: 16)

O ângulo da superfície da cavidade pode diferir com:

a. Localização no dente.
b. A direção da barra de esmalte na parede preparada.
c. O tipo de material de restauração a utilizar.

É determinado projectando a parede preparada numa linha imaginária e a superfície do esmalte não preparada numa linha imaginária e anotando o ângulo oposto ao ângulo cavosuperficial.

A longevidade das restaurações exige a perfeição na geometria da cavidade preparada em todas as dimensões. Um componente integral da forma da cavidade é o ângulo cavo-superficial (CSA). A preparação e o acabamento do ângulo cavo-superficial determinam a integridade da interface entre a restauração e o dente na margem,[124] uma vez que um CSA mal preparado pode resultar na fratura do dente ou da restauração.[125] Desde há muito tempo que se pensa que o CSA para a restauração de amálgama deve ser de 90° para permitir a maior parte da amálgama na margem, uma vez que esta é frágil por natureza; i26-i27 no entanto, Elderton sugeriu que, para cavidades largas, o ângulo da superfície da restauração deve estar entre 105° e 115°, permitindo um ângulo da margem da amálgama (AMA) próximo de 70°.[128]

Determinação do ângulo da superfície da cavidade:[129]

É determinado projectando a parede preparada numa linha imaginária e a superfície do esmalte não preparada numa linha imaginária e anotando o ângulo oposto ao ângulo cavosuperficial. (Fig: 17)

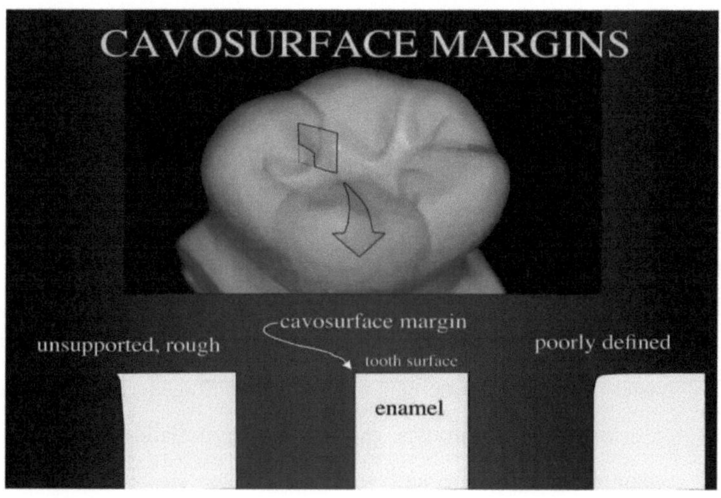

Fig 16 : Margem da superfície do cavo

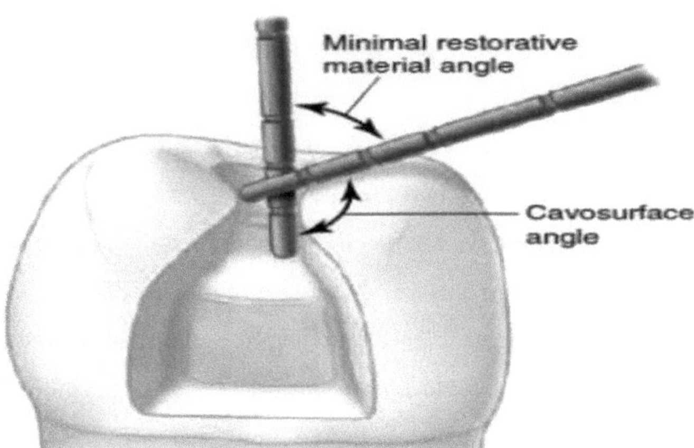

Fig. 17: Determinação do ângulo da superfície da cavidade Visualização do ângulo da superfície da cavidade e do ângulo do material de restauração mínimo associado.

Resistência da margem do esmalte:

Um dos princípios mais importantes da preparação dos dentes é o conceito da margem de esmalte mais forte. (Fig: 18)

Esta margem tem duas caraterísticas importantes:

1. É formado por hastes de esmalte a todo o comprimento, cujas extremidades interiores se encontram sobre dentina sã e
2. Estas hastes de esmalte são reforçadas no lado da preparação por hastes progressivamente mais curtas, cujas extremidades exteriores foram cortadas, mas cujas extremidades interiores se encontram em dentina sã.

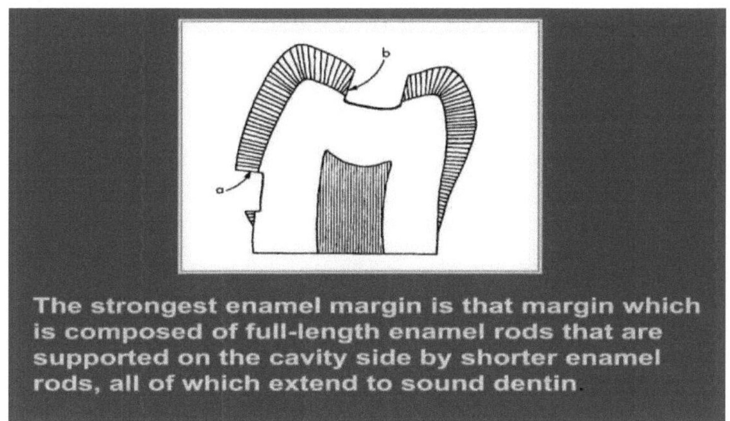

Fig. 18: Resistência da margem do esmalte

Uma vez que as hastes de esmalte são normalmente perpendiculares à superfície do esmalte, a margem de esmalte mais forte resulta num ângulo cavo-superficial superior a 90 graus.

Margem forte : Uma margem de esmalte composta por hastes de comprimento total que se encontram em dentina sã, mas que não são reforçadas do lado do dente por hastes mais curtas também em dentina sã. Geralmente esta margem resulta num ângulo cavo-superficial de 90 graus.

Margem de esmalte : Uma margem de esmalte composta por hastes que não correm ininterruptamente desde a superfície até à dentina sã é designada por não suportada, e este esmalte marginal tende a dividir-se ou a fraturar-se, deixando uma vala em forma de V ao longo da margem de uma restauração.

Acabamento das paredes externas da preparação do dente[130]

Definição: O acabamento das paredes do preparo é o desenvolvimento, quando indicado, de um desenho específico da superfície cavitária e de um grau de lisura ou rugosidade que produza a máxima eficácia do material restaurador que está a ser utilizado.

Objectivos:

1. Criar a melhor vedação marginal possível entre o material de restauração e a estrutura dentária.
2. Proporcionar uma junção marginal suave.
3. Proporcionar a máxima resistência tanto do dente como do material de restauração na margem e perto dela.

Devem ser considerados factores no acabamento das paredes e margens de esmalte:

1. Direção das hastes de esmalte
2. O suporte das hastes de esmalte tanto no DEJ como lateralmente (local de preparação)
3. O tipo de material de restauração a ser colocado na preparação
4. A localização da margem e
5. O grau de suavidade e a rugosidade pretendidos.

DIRECÇÃO DAS HASTES DE ESMALTE:

Teoricamente, as hastes do esmalte irradiam da junção dentina-esmalte (DEJ) para a superfície externa do esmalte e são perpendiculares à superfície do dente. Todas as hastes estendem-se a todo o comprimento desde a dentina até à superfície do esmalte. As hastes convergem da

DEJ para as superfícies côncavas do esmalte e divergem para o exterior em direção às superfícies convexas. Em geral, as hastes convergem para o centro dos sulcos de desenvolvimento e divergem para a altura das cúspides e cristas no terço gengival do esmalte das superfícies lisas na dentição permanente, as hastes inclinam-se ligeiramente para apical. (Fig: 19)

Em secção axial, oculamente, as hastes fazem um ângulo de +20 a +30 graus em relação ao longo eixo da coroa, no meio são perpendiculares e no terço gengival fazem 5 a 10 graus.

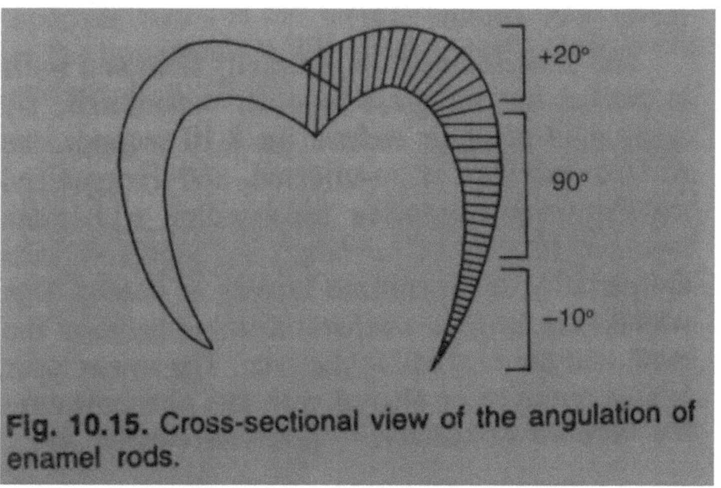

Fig. 19: Direção das hastes de esmalte

Tendo um conhecimento profundo da direção das hastes de esmalte em várias superfícies dentárias, o operador deve criar todas as paredes de esmalte de modo a que todas as hastes que formam a parede de esmalte preparada tenham as suas extremidades internas apoiadas na dentina. Uma mudança abrupta e aguda na forma do contorno da parede de esmalte resulta num potencial de fratura, mesmo que o esmalte possa ter suporte de dentina; isto indica que o contorno da preparação e as paredes devem ter curvas suaves ou linhas rectas.

Preparação do dente para restauração de amálgama:[130]

O esmalte deve ter uma configuração marginal de 90 graus ou mais (um ângulo reto ou obtuso), enquanto a amálgama deve ter o mesmo. Se qualquer um deles tiver ângulos marginais inferiores a 90 graus, estão sujeitos a fratura, porque são estruturas frágeis.

As paredes de preparação nas partes verticais do dente (facial, lingual, mesial ou distal) devem resultar em paredes de esmalte de 90 graus que se encontram com a amálgama inserida numa junta de topo (tanto o esmalte como a amálgama têm margens de 90 graus). As paredes de preparação na superfície oclusal devem ser preparadas para proporcionar margens de amálgama de 90 graus ou mais e, normalmente, têm margens de esmalte obtusas.

Um bisel oclusal da superfície da cavidade é contraindicado na preparação do dente para uma restauração de amálgama. Na forma de contorno oclusal do preparo de classe II, a curva reversa resulta do desenvolvimento da parede mesiofacial perpendicular à direção da haste do esmalte e da conservação da estrutura da cúspide facial. (Fig. 20) Lingualmente, a curva inversa é geralmente mínima porque a forma do embrasure é geralmente maior.

Na preparação da classe II, utilizar o regulador da margem gengival mesial (13-85-1014,

R e L) estabelecem um ligeiro bisel cavo-superficial na margem gengival (6 ou 20 graus de declinação gengival) se estiver em esmalte. (Fig: 21) O bisel é angulado não mais do que o necessário para assegurar hastes de esmalte a todo o comprimento que formam a margem do esmalte, e não é mais largo do que o nome. Quando a margem gengival está posicionada gengivalmente à JCE na raiz do dente, o bisel não é indicado. (Ao biselar a margem gengival distal, utilizar a GMT distal (3-95-10-14, R e L)

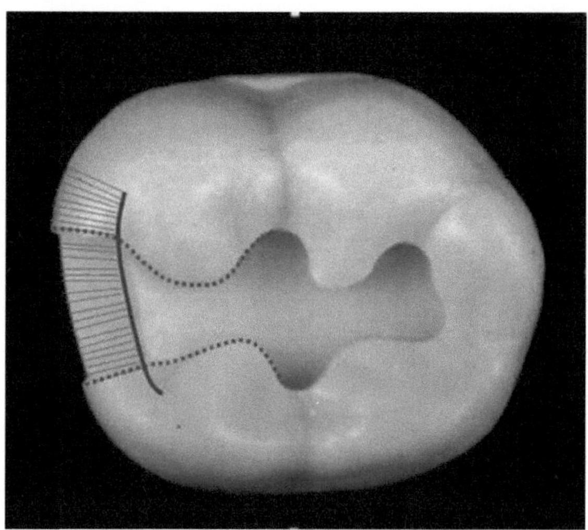

Fig. 20: Curva inversa

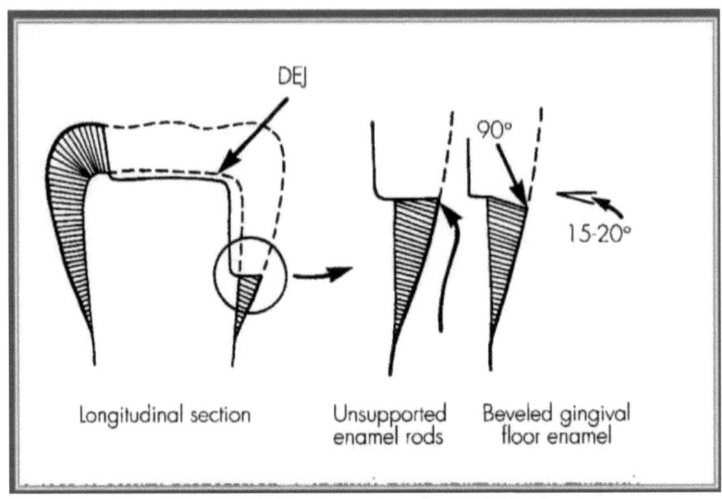

Fig. 21: Margem gengival biselada

Preparação do dente para restauração com compósito:[125]

São cinco os modelos de preparação dos dentes para os compósitos;

1. Convencional
2. Biselado convencional
3. Modificado
4. Apenas caixa
5. Preparação da ranhura

Convencional: Estas preparações dentárias são as típicas para restaurações de amálgama A forma de contorno é a extensão necessária das paredes externas numa profundidade dentinária inicial, limitada e uniforme, resultando na formação dessas paredes numa junção de topo (90 graus) com o material restaurador. (Fig: 22)

As principais indicações para a preparação convencional do dente em restaurações de compósito são;

1. Preparações localizadas nas superfícies radiculares (não esmalte)
2. Restaurações de classe I ou II moderadas a grandes

Nas áreas radiculares, o desenho da junta de topo proporciona uma melhor configuração de preparação na qual a ranhura e/ou a forma de retenção da cova podem ser colocadas, se necessário. Este desenho facilita uma melhor vedação entre o compósito e as superfícies de dentina ou cemento e aumenta a retenção do material compósito no dente.

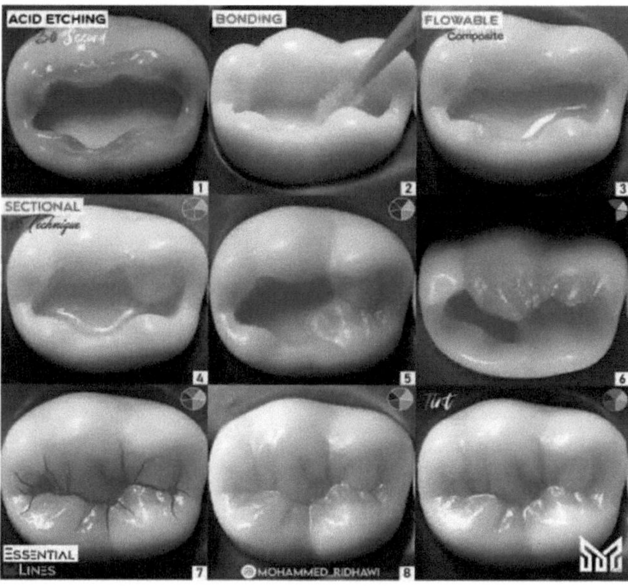

Fig. 22: Restauração convencional com compósito classe I

A chanfradura ou alargamento da cavidade é melhor preparada com um instrumento de diamante redondo ou em forma de chama, resultando num ângulo de aproximadamente 45 graus em relação à superfície externa do dente. Uma largura de bisel de 0,25 a 0,5 mm é considerada suficiente, a menos que o operador opte por aumentar a forma de retenção preparando um bisel mais largo, o que aumentará a área de superfície a ser gravada e, por conseguinte, a forma de retenção. Para preparações convencionais com bisel moderado e grande de classe III, todas as margens de esmalte acessíveis são normalmente biseladas, com exceção da margem gengival. Esta margem geralmente não é biselada se houver pouco ou nenhum esmalte presente ou se o acesso for difícil para os procedimentos de acabamento. (Fig: 23)

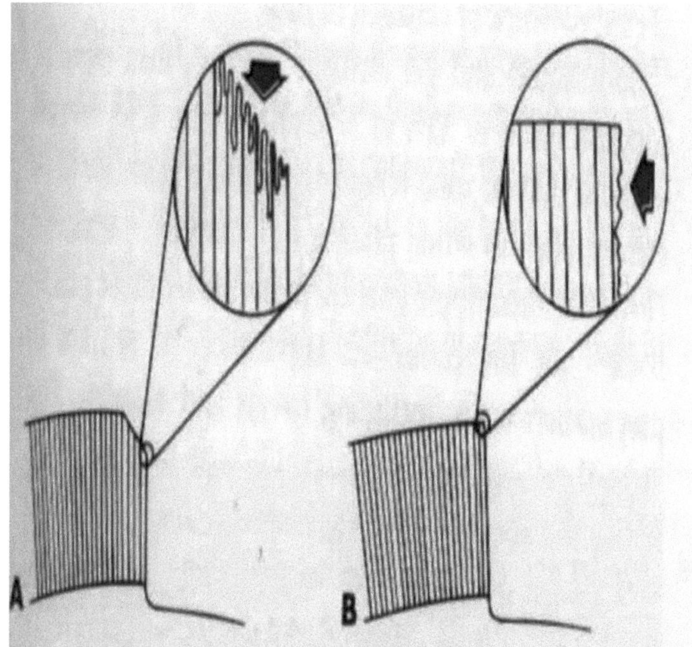

Fig. 23: Vista microscópica da margem biselada do esmalte

Se o preparo se estende gengivalmente para a estrutura radicular, não se coloca bisel no cemento, e a área é preparada como um preparo convencional. Além disso, os biséis podem não ser recomendados nas margens da superfície lingual que se encontram em áreas de contacto cêntrico ou sujeitas a forças mastigatórias pesadas, porque o compósito tem menos resistência ao desgaste do que o esmalte para suportar forças de atrito pesadas.

Vantagens do bisel de esmalte:

- As extremidades das varetas são gravadas de forma mais eficaz do que se apenas os lados das varetas de esmalte estivessem expostos.

- O aumento da área de superfície condicionada resulta numa ligação mais forte entre o esmalte e a resina, o que aumenta a retenção da restauração e reduz a fuga marginal e a descoloração marginal.
- A incorporação do bisel da superfície cavo pode permitir que a restauração se misture mais esteticamente com a coloração da estrutura dentária circundante.

Mesmo reconhecendo estas vantagens, as chanfraduras não são normalmente colocadas nas superfícies oclusais dos dentes posteriores ou noutras áreas de potencial contacto intenso, porque um desenho de preparação convencional já produz a gravação da extremidade das hastes de esmalte em virtude da direção da haste de esmalte nas superfícies oclusais

- Os biséis não são colocados nas margens proximais se esse bisel resultar numa extensão excessiva das margens da superfície do cavo.
- Por conseguinte, este desenho é raramente utilizado para restaurações posteriores em compósito.

Preparação do dente para obturação direta em ouro:[131]

As margens da superfície da cavidade devem ser biseladas com um bisel parcial de esmalte. Este bisel está a 45 graus em relação à direção das hastes de esmalte e deve incluir pelo menos 1/4 da parede de esmalte. O seu objetivo é proteger as margens do esmalte da energia de condensação e permitir a cobertura das margens do esmalte com o material dourado durável.

Embora as junções entre a porção dentinária das paredes e dos pisos da cavidade sejam angulares, as junções entre as chanfraduras parciais nas margens da superfície da cavidade devem ser arredondadas de modo a minimizar as tensões durante a condensação do ouro no esmalte frágil e também para evitar deixar esmalte frágil sem suporte nestas junções.

Preparação do dente para restauração de ionómero de vidro:
Tem uma junta de topo de 90 graus com a superfície externa do dente, que é a mais forte para ambos.

Preparação do dente para restauração cerâmica:
O material cerâmico pertence a essa categoria de materiais que contra-indicam o biselamento das margens da superfície cavo. Tem uma junta de topo de 90 graus com o dente.

Preparação do dente para restaurações de gesso:[132]
Medidas para melhorar a integridade marginal em restaurações de gesso:
BEVELS
Os biséis são as "extensões flexíveis" de uma preparação cavitária.

Esta anatomia marginal periférica do preparo é chamada de "amarração circunferencial". Os biséis, sendo a parte da amarração circunferencial, são uma das principais formas de retenção para restaurações fundidas e têm as seguintes caraterísticas

a. O esmalte deve ser apoiado na dentina sã.
b. As hastes de esmalte que formam a margem da superfície cavo devem ser contínuas com dentina sã.
c. As hastes de esmalte que formam o material de restauração e os ângulos angulares da superfície da cavidade devem ser aparados.

FUNÇÕES DOS BISÉIS

1) Para aumentar o volume do material nas margens da preparação.
2) Ao aumentar o volume, é possível polir a restauração fundida.
3) A linha de cimento é escondida ou marcada pelo bisel, evitando assim fugas marginais.
4) A discrepância na preparação da cavidade ou na restauração de gesso é marcada pelo bisel.
5) Melhora a resistência da estrutura dentária.
6) Melhora a retenção - o bisel invertido também é chamado de extensão flexível, ou seja, qualquer defeito de superfície, como atrito, pode ser envolvido na preparação.

Tipos e caraterísticas de desenho dos biséis oclusais e gengivais

Os chanfros disponíveis para a restauração de moldes

Tipos de chanfros:

- Bisel parcial
- Bisel curto

- Bisel longo
- Bisel completo
- Contra bisel
- Chanfro oco

1. **Bisel parcial:** Envolve parte da parede do esmalte, não excedendo dois terços da sua dimensão.

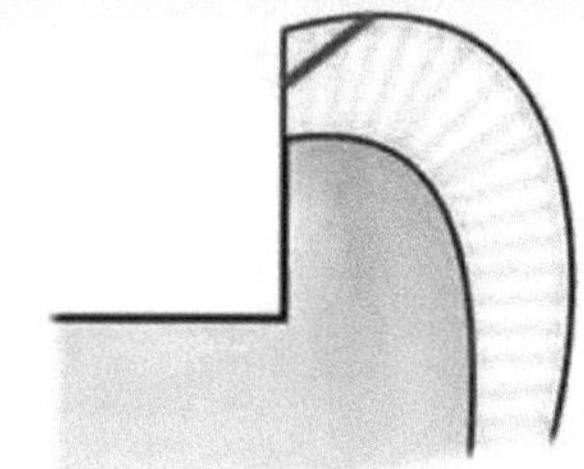

Fig 24.1 L Bisel parcial

2. **Bisel curto:** Inclui toda a parede do esmalte, mas não a dentina.

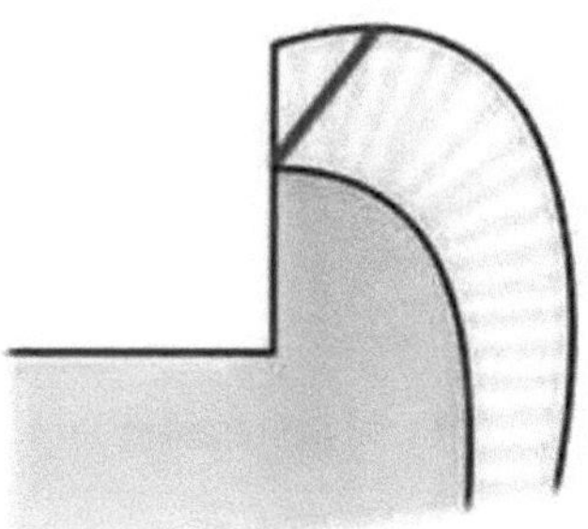

Fig 24.2 : Nível curto

3. **Bisel longo:** Toda a parede do esmalte e até metade das paredes

dentinárias.

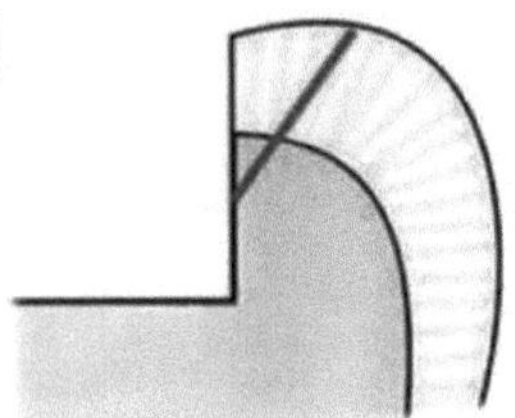

Fig 24.3 Nível longo

4. **Bisel completo:** Inclui todas as paredes dentinárias e de esmalte da parede ou do fundo da cavidade.

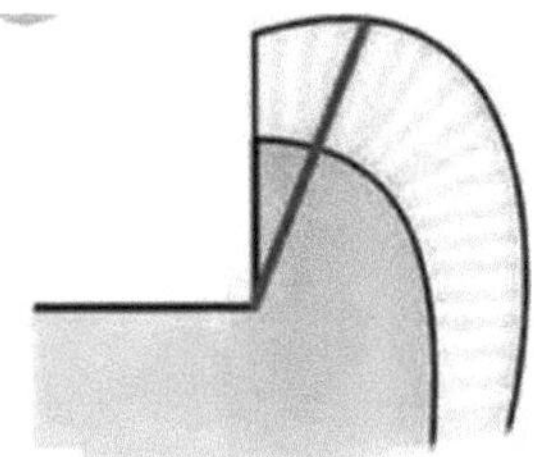

Fig. 24.4: Bisel completo

5. **Contra bisel:** Quando se cobrem cúspides para as proteger e suportar, este tipo de bisel é utilizado, oposto a uma parede axial da cavidade, na superfície facial ou lingual do dente.

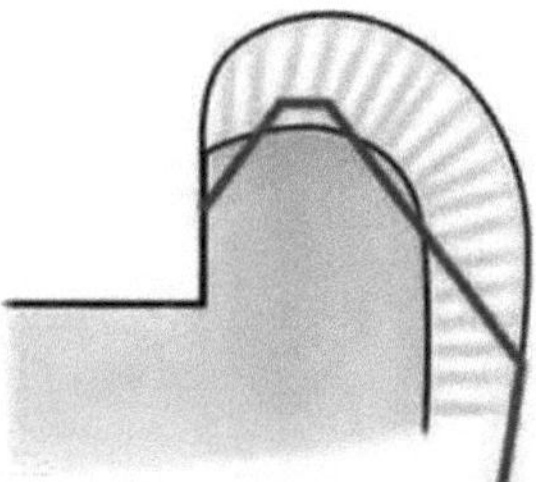

Fig. 24.5: Contra-bisel

2. **Bisel esmerilado oco**: O bisel é preparado numa forma côncava. Isto permite mais espaço para a massa de material fundido.

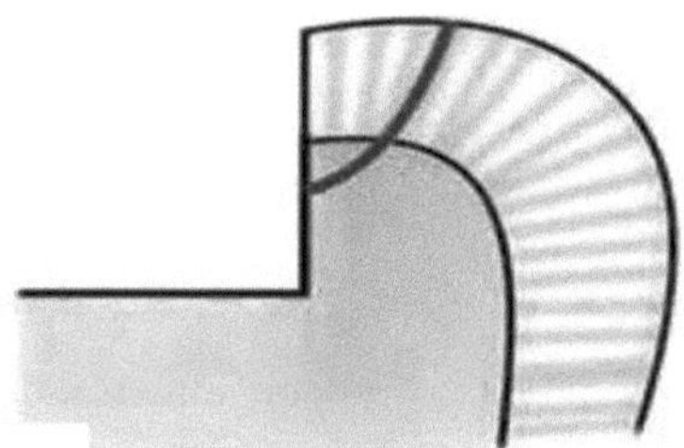

Fig 24.6: Chanfro oco rectificado

3. **Bisel invertido:** É indicado apenas em cerâmicas metálicas. É dado no ombro labial.

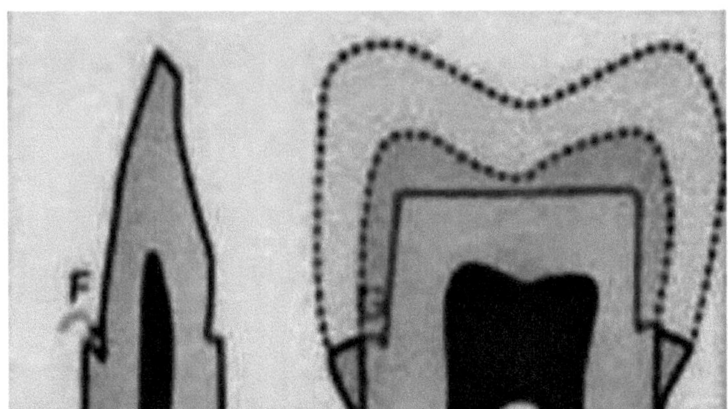

Fig. 24.7: Bisel invertido

4. **Bisel invertido:** É efectuado no assento gengival. Este bisel tem geralmente três planos,

   i. Plano de bisel invertido em que a inclinação se situa no plano gengivoaxial, o que impede a deslocação proximal.
   ii. Em segundo lugar, o plano plano feito de dentina.
   iii. Em terceiro lugar, o plano que está inclinado para longe da parede axial feita de esmalte e dentina, o que ajuda na deslocação proximal.

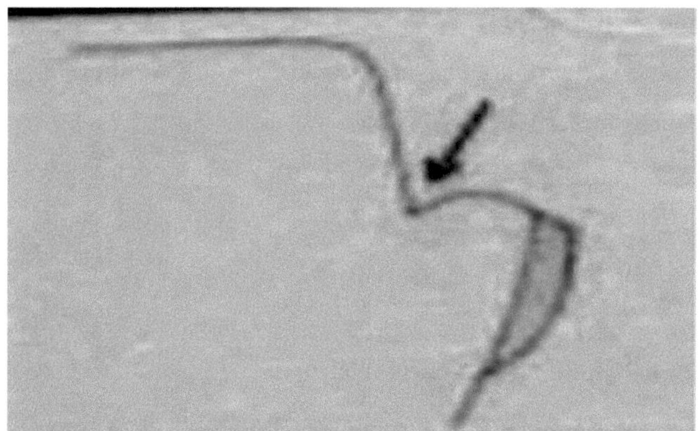

Fig. 24.8: Desenho do bisel invertido

Tipos e caraterísticas de desenho dos rebordos faciais e linguais.

A chama primária:

Esta é a parte convencional e básica da amarração circunferencial facial e lingual se a caixa proximal para uma preparação intracraniana. (Fig: 25)

É muito semelhante ao bisel formado por um esmalte e parte da dentina, na parede proximal lingual facial.

As lesões primárias têm uma angulação de 45 graus em relação à parede dentinária propriamente dita.

Funções e indicações:

- Traz as paredes faciais e linguais proximais para áreas auto-limpáveis e acabáveis.
- São indicados para qualquer preparação da parede proximal facial ou lingual de qualquer cavidade intracoronária. É preparado em esmalte e dentina.

A chama secundária:

É um plano plano sobreposto perifericamente a um alargamento primário. É normalmente preparado no esmalte, mas por vezes pode envolver a dentina. Ao contrário do alargamento primário, o alargamento secundário tem diferentes envolvimentos, angulações e extensão, dependendo das suas funções.

Funções do queimador secundário

Numa lesão de grande extensão vestibulo-lingual, a estrutura vestibular e lingual será muito fina, o alargamento primário terminará com uma estrutura dentária marginal de ângulo agudo, aqui um alargamento secundário imposto criará a angulação obtusa necessária da estrutura dentária marginal sem qualquer sacrifício da forma de resistência e retenção, porque a parede própria e o alargamento primário se mantêm na sua localização e angulações corretas.

Em áreas de contacto muito amplas, o alargamento primário não levará as áreas faciais e/ou linguais a áreas auto-limpáveis; no entanto, um alargamento secundário colocado perifericamente a esse alargamento primário conseguirá isso sem a alteração de uma angulação de 45 graus e das formas de resistência e retenção.

Os defeitos de superfície ou descalcificações, faciais ou linguais à margem facial e lingual do rebordo primário, respetivamente, podem ser envolvidos na preparação com o rebordo secundário sem alargar ou angular o rebordo primário mais do que o indicado.

Em dentes ovóides, os rebaixos das margens periféricas são mais susceptíveis de estarem presentes ocluso-apicalmente nas periferias faciais e/ou linguais das paredes da cavidade. A eliminação destes rebaixos através da extensão da parede ou do alargamento primário irá envolver desnecessariamente e enfraquecer a estrutura do dente. No entanto, um alargamento secundário sobreposto ao alargamento primário eliminará estes rebaixos com um sacrifício mínimo da estrutura dentária. (Fig. 26)

Chanfros e rebarbas no restauro de incrustações

O biselamento das paredes externas é uma técnica de preparação utilizada para a restauração intracoronária de ouro/metal fundido. O biselamento pode servir quatro objectivos úteis na preparação do dente para uma fundição.

- Produz uma margem de esmalte mais forte.
- Permite uma vedação marginal em peças fundidas ligeiramente subdimensionadas.
- Proporciona um metal marginal que é mais facilmente polido e adaptado.
- Ajuda na adaptação das margens gengivais das peças fundidas que não assentam, por uma quantidade muito ligeira.

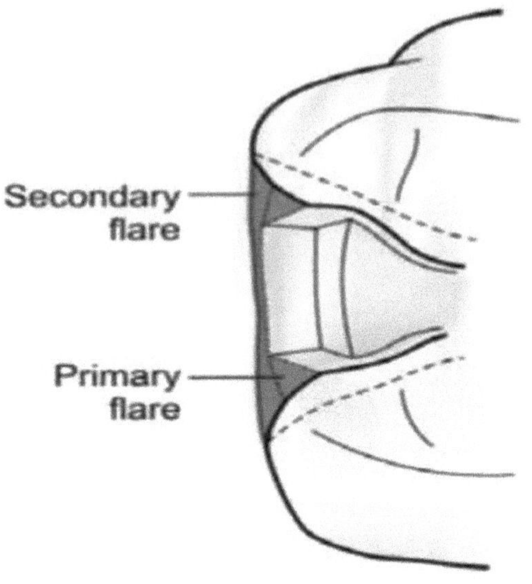

Fig. 25: Chama primária e chama secundária.

These are extension of secondary flare.

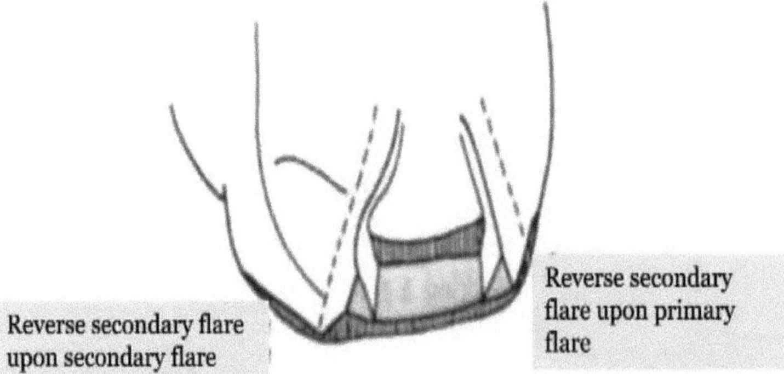

Fig: 26 Sinalizador secundário invertido

O bisel deve produzir um ângulo de cavidade que resulte num metal marginal de 30 a 40 graus com a ajuda de uma broca de diamante fina (8862), em forma de chama. A liga de ouro marginal será demasiado fina e fraca se o bisel de ouro for inferior a 30 graus. Se o ângulo for superior a 401 graus, o ouro marginal será demasiado espesso e, por conseguinte, demasiado difícil de brunir de forma satisfatória. A inclinação das cúspides é um fator a ter em conta no biselamento das margens oclusais, eliminando mesmo a necessidade de um bisel quando as inclinações são muito acentuadas. A margem gengival de uma fundição é muito crítica; um biselamento incorreto desta área pode levar ao fracasso precoce da restauração.

Proporciona um metal biselado a 30 graus nesta área, o que resulta num ajuste deslizante, que melhora definitivamente a adaptação do metal ao dente nesta margem. O bisel gengival deve ter uma largura de 0,5 a 1 mm e deve fundir-se com o rebordo secundário lingual.

Chanfros e rebordos em restaurações onlay:

Depois da base de cimento estar concluída, utilize a broca de diamante fina, em forma de chama, (8862) para colocar contra biséis nas cúspides reduzidas, para aplicar os biséis gengivais e para criar rebordos secundários nas paredes faciais e linguais das caixas proximais. O bisel deve ser de largura generosa e deve resultar num metal marginal de 30 graus. A melhor maneira de avaliar este facto é manter sempre um ângulo de 30 graus entre o lado do instrumento e a superfície externa do esmalte para além da contra faceta. O contra bisel deve normalmente ser suficientemente largo para que a margem da superfície do cavo esteja para além (da gengiva) de qualquer contacto com a dentição oposta.

Um contra bisel é nem locais nas cúspides faciais dos pré-molares e primeiros molares superiores onde as considerações estéticas podem ditar o uso de uma margem atarracada por embotamento e alisamento da margem do esmalte. Após o chanfro e o alargamento, arredondar ligeiramente quaisquer junções afiadas entre os contra-chanfros e os alargamentos secundários. O ângulo desejável do metal nas margens do onlay é de 40 graus, exceto nas margens gengivais, onde o ângulo do metal deve ser de 30 graus.

Preparação de dentes para restaurações de gesso com extensões de superfície:

Modificações para preparações e restaurações básicas de dentes onlay e inlay que envolvam parte ou a totalidade da(s) superfície(s) axial(ais), mas sem preparação de coroas de facetas.

i) Saia,
ii) Colarinho.

Indicações:

1. O contorno é necessário para envolver defeitos com mais dimensões (especialmente profundidade). Para conferir resistência e retenção a uma restauração fundida em vez de paredes faciais/ingulares

opostas ausentes ou encurtadas.

2. Quando as áreas de contacto e o contorno das superfícies proximais tiverem de ser alterados nas restaurações contempladas. Permitem a acomodação de material de moldagem suficiente sem sacrificar as paredes faciais e linguais.
3. Dentes inclinados facialmente/lingualmente para restaurar o plano oclusal. Elas permitirão o volume, a resistência e a retenção do material de moldagem oclusal adicional necessário para a construção da mesa oclusal, quando indicado, as saias devem ser preparadas no lado para o qual o dente está inclinado.

i. Saia :

Trata-se de uma extensão de superfície mais extensa. Também se sobrepõe à preparação básica da cavidade intracronal inlay onlay facial ou lingualmente. (Fig. 27.1-27.3)

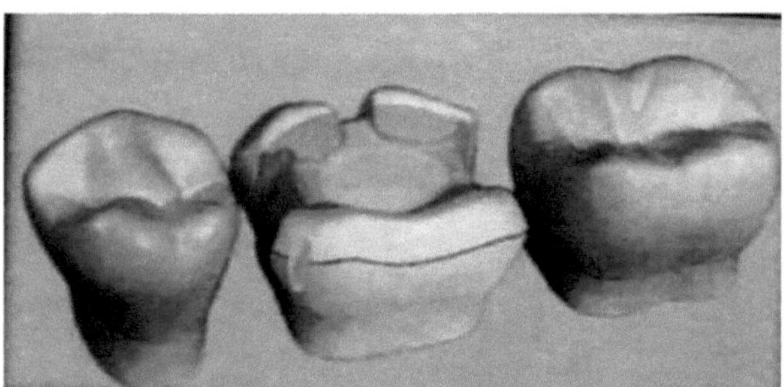

Fig. 27.1 : Corte inicial colocado no ângulo da linha de transição

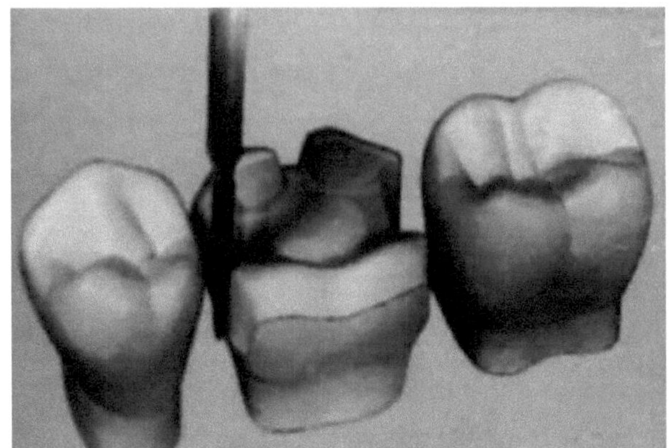

Fig 27.2 : Mistura da saia com o alargamento primário

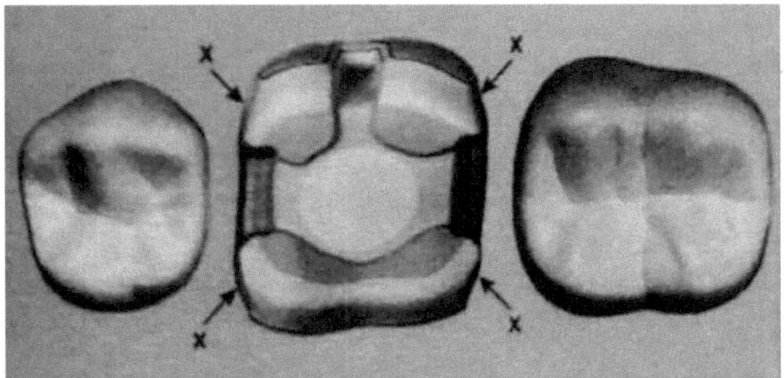

Fig. 27.3 : Contorno dos ângulos das 4 linhas de transição

Devem ser feitos todos os esforços para que a redução axial da saia seja paralela ao resto da preparação da cavidade. Se a saia for utilizada para alterar o contacto e o contorno do dente, deve ser estendida o suficiente nas superfícies faciais e linguais dos dentes para criar uma retenção suficiente e evitar o excesso de suspensão marginal e o excesso de contorno. Da mesma forma, se a saia for utilizada para criar um plano oclusal regular para dentes titulados, deve ser estendida o suficiente na face ou na lingual proximal, longe da direção da inclinação.

Isto ajuda a minimizar o efeito das forças de deslocação na direção titulada. E também a acomodação de material fundido suficiente. A maioria dos envolvimentos são superficiais e profundos, podendo ser de um dos dois tipos. (Fig. 28.1, 28.2)

- Colares cuspais - envolvem as superfícies faciais ou linguais de uma cúspide num dente multicúspide.
- Colares dentários - toda a superfície facial ou lingual do dente.

ii) Colarinho

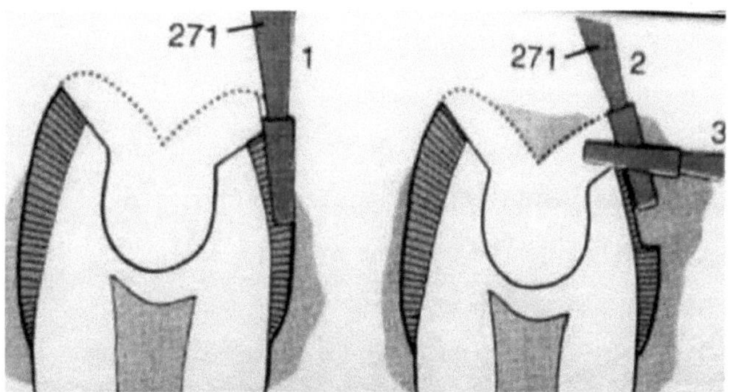

Fig. 28.1: Diferentes posições das brocas :

1. Preparação do colarinho

2. Broca orientada para seguir o contorno do dente

3. Um contra bisel colocado

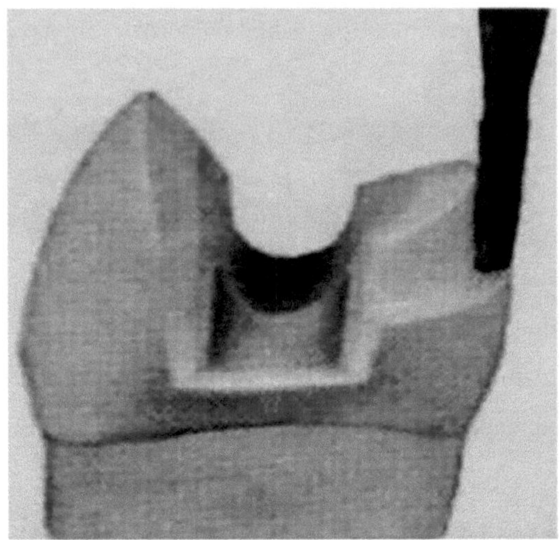

Fig. 28.2 : Preparação do colarinho lingual

Indicações:

1. Ajudam na retenção e resistência quando uma cúspide inteira é perdida antes da preparação do dente ou quando é necessário removê-la devido a um enfraquecimento excessivo.
2. Ajudam na retenção do dente encurtado.
3. Ajudam na resistência e melhoram o suporte do dente tratado endodonticamente.
4. São utilizados em situações em que os pinos são contra-indicados para fins de retenção.
5. São utilizados para materiais fundidos com baixa capacidade de fundição.

Com uma profundidade axial de 1,5 mm a 2 mm, a superfície do colarinho estende-se gengivalmente numa linha de acabamento do ombro biselado, tornando-a a extensão mais reprodutível. Os colares devem ter menos conicidade em direção aos preparos cavitários do que as saias. Isto melhora a retenção nos preparos de dentes encurtados ou cúspides.

A porção biselada periférica do colo terá a sua angulação e extensão ditadas pelas mesmas caraterísticas que regem as angulações e extensão dos biséis gengivais de inlays e onlays, uma vez que quanto maior for a angulação do bisel, melhor será o assentamento marginal das restaurações fundidas.

Componentes de ligação circunferencial para preparações extracoronais

No caso de preparações extracoronais, os constituintes do tirante circunferencial terão uma das seguintes formas:

A. A linha de acabamento do chanfro

É o desenho mais universalmente utilizado para os materiais de moldagem das Classes I, II e III. Assegura uma terminação definitiva e em massa para a preparação marginal, com pouco envolvimento dentário (0,5 mm de profundidade máxima). As suas únicas desvantagens são a capacidade limitada de polimento da liga de gesso marginal e a responsabilidade da continuação transitória de um laço circunferencial e laços de bisel adjacentes. Os chanfros podem ser colocados gengivalmente em qualquer superfície axial envolvida, desde que a superfície axial seja passível de acabamento, limpeza e proteção. É o tipo mais prático de linha de acabamento para preparações extra-coronais subgengivais se as considerações anatómicas impedirem as preparações do pavimento gengival. No entanto, está contra-indicada para materiais de moldagem das classes IV e V devido à sua fraca capacidade de moldagem.

B. A linha de acabamento do fio de navalha (fio de pena)

É o componente de ligação circunferencial com o menor envolvimento da estrutura dentária. Se a margem for em esmalte, envolve apenas parte do esmalte. Deve ser usado apenas para acomodar um tipo de liga muito fundível e queimável (ligas de ouro, de preferência tipo II). Além disso, deve ser localizada em áreas acessíveis da superfície do dente para um acabamento adequado. É mais indicado quando é necessária uma profundidade axial mínima para fins biológicos ou anatómicos. Combina-se fácil e eficientemente com os componentes chanfrados da amarração circunferencial do dente. Uma de suas desvantagens é a possibilidade de término indefinido da fundição (dificuldade técnica). Existe a possibilidade de a margem não ser coberta por uma fundição feita de certas ligas devido à falta de espaço para acomodar as ligas menos húmidas. Existe também a possibilidade de fraturar a parte de liga do tirante circunferencial durante o brunimento-acabamento-polimento, devido à sua secção transversal muito fina e à facilidade de a endurecer excessivamente nessa dimensão. É definitivamente contraindicado para materiais fundidos das classes HI, IV e V.

C. A linha de acabamento do ombro biselado

É o componente de ligação circunferencial com maior envolvimento da estrutura dentária. É exatamente como um pavimento gengival de um preparo intracraniano, mas em menor escala. É indicado quando um assoalho gengival definitivo, com todos os seus componentes (parede propriamente dita e bisel), é necessário para fins de resistência-retenção. Além disso, é indicado quando o volume máximo do molde é necessário marginalmente para materiais que são limitados na sua capacidade de moldagem e/ou são difíceis ou impossíveis de polir. Combina-se muito facilmente com os componentes biselados do tirante circunferencial. De todas as linhas de acabamento para preparação extra coronal, é a que reduz ao máximo os problemas marginais de espaçamento interno. É o desenho ideal para margens localizadas subgengivalmente, devido à máxima previsibilidade da terminação da fundição a nível gengival.

A extensão e angulação da porção do bisel são regidas pelos mesmos factores que regem os biséis gengivais em preparações intracoronais. Pode ser utilizado para qualquer classe de materiais fundidos. A sua porção de bisel pode ser oca, uma vez que esta configuração é mais adequada para materiais de moldagem das Classes IV e V.

D. O bisel oco (côncavo)

Na realidade, trata-se de um chanfro exagerado ou de um ombro côncavo biselado. O seu envolvimento dentário é maior do que um chanfro e menor do que um ombro biselado. A sua terminação não é tão previsível como um ombro biselado, mas é mecanicamente comparável a um ombro biselado e superior a um chanfro. Deve-se ter o cuidado de assegurar que não há esmalte frágil residual ou estrutura dentária fina na periferia deste desenho de acabamento. Existe uma boa continuidade de transição com a parte biselada da ligação circunferencial quando se utiliza este desenho como parte da ligação. Este bisel ajuda a fundição a assentar preferencialmente, ajuda a estabilizar a fundição e é a linha de acabamento ideal para materiais fundidos de classe IV e V. Pode ser utilizado com sucesso para materiais com capacidade de fundição limitada.

Os constituintes de ligação circunferencial para a preparação extracoronária do dente desempenham as mesmas funções tão eficientemente como os biséis e, até certo ponto, os pisos gengivais numa preparação de cavidade intracoronária, com a exceção de minimizarem marginalmente os sintomas de espaçamento interno. Isto é especialmente verdade com chanfros e chanfraduras ocas. Podem ser utilizadas diferentes combinações das linhas de acabamento acima mencionadas para satisfazer as necessidades anatómicas e cariogénicas do mesmo dente, bem como a capacidade de moldagem e acabamento do material de restauração.

Por conseguinte, a preparação correta dos dentes é realizada através de procedimentos sistemáticos baseados em princípios físicos e mecânicos definidos. Para além disso, as propriedades PhyS1^ e as capacidades dos diferentes materiais de restauração devem ser apreciadas. Todos estes factores são determinantes para compreender a preparação adequada dos dentes.

Sem este conhecimento de base, acrescido de informação adicional relativa à mecânica de corte e à gestão do doente, não é possível exercer o discernimento adequado para uma preparação eficaz e correta dos dentes. Se os princípios da preparação dos dentes forem seguidos, o sucesso de qualquer restauração é grandemente alcançado.

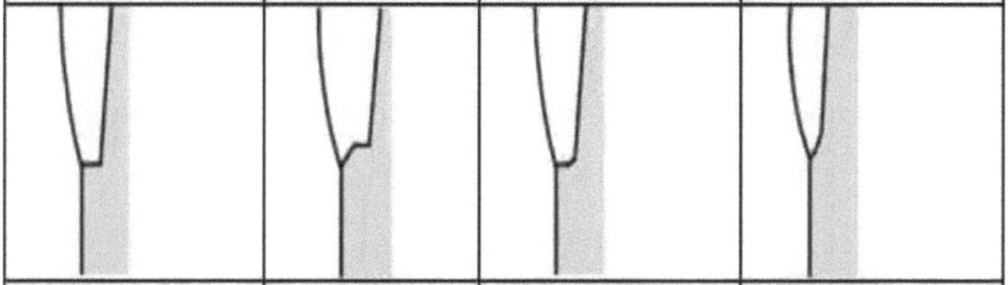

Shoulder	Bevelled Shoulder	Heavy Chamfer	Chamfer
Metal Ceramic Crown, All Ceramic/ Porcelain Jacket Crown	Buccal of Metal Ceramic Crown	High Strength Porcelain Crowns, Buccal of Metal Ceramic Crowns	Full Metal Crowns, Palatal/Lingual of MCC's, Resin Bonded Crowns

Images from: http://www.excel-dental.com/dentallab/tooth_preparation.htm

Fig. 29 : Linha de acabamento gengival para restaurações extra coronais

CONCEITOS BÁSICOS DE ADESÃO

- Atração de moléculas de duas substâncias diferentes entre si, quando em contacto próximo.
- A aderência de duas superfícies sólidas é muito difícil.
- É utilizada uma camada intermédia ou um material de baixa viscosidade para preencher o espaço entre as duas.
- O isolamento durante a inserção da resina composta resulta numa adesão e resistência de ligação adequadas.

ADESÃO:

A sociedade americana de ensaios de materiais (ASTM), especificação D 907, define a adesão como "o estado em que duas substâncias são mantidas juntas por forças interfaciais que podem consistir em forças de valência ou forças de interação ou ambas" (Packham DE, 1992). Quando duas substâncias são postas em contacto íntimo, as moléculas de uma substância aderem ou são atraídas pelas moléculas de outra. Esta força é designada por adesão, quando moléculas diferentes estão ligadas, e por coesão, quando as moléculas são do mesmo tipo. O material ou película adicionado para produzir a adesão é conhecido como adesivo e o material ao qual é aplicado é chamado aderido (Phillips R.W 1990).

Um ***adesivo*** é um material, frequentemente um fluido viscoso, que une dois substratos e solidifica, sendo por isso capaz de transferir uma carga de uma superfície para outra. As superfícies ou substratos que estão aderidos são designados por "aderentes". A força adesiva é uma medida da capacidade de suporte de carga de uma junta adesiva.

Uma ***junta adesiva*** é o resultado da interação de uma camada de material intermédio (adesivo/aderente) com duas superfícies (aderentes), produzindo duas interfaces.

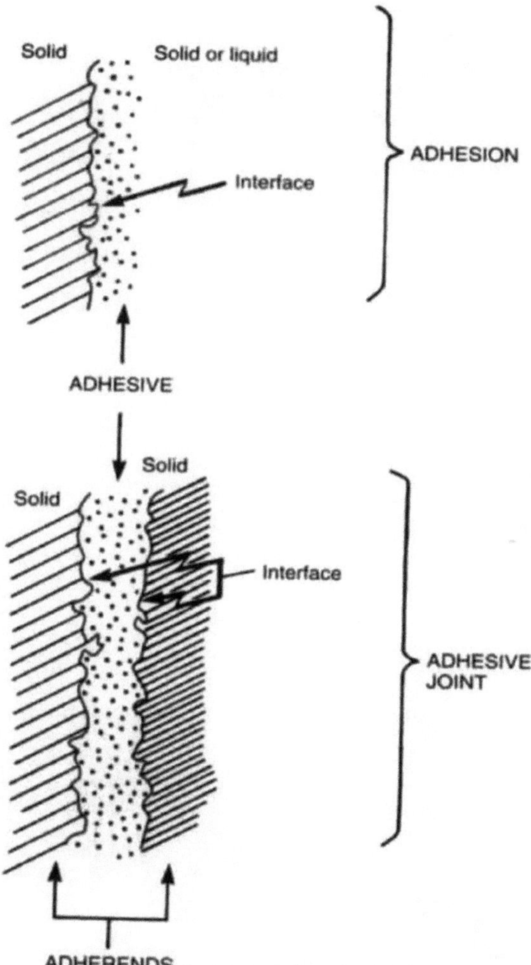

Fig. 30: Resumo esquemático da adesão dentária

Mecanismo de adesão:

1. **Adesão mecânica:** Interligação do adesivo com irregularidades na superfície do substrato, ou aderente
2. **Adesão por adsorção:** Ligação química entre o adesivo e o aderente. As forças envolvidas podem ser primárias (iónicas e covalentes) ou secundárias (ligações de hidrogénio, interação dipolar ou forças de valência de Vander Waal).
3. **Adesão por difusão:** Interligação entre moléculas móveis, como a adesão de dois polímeros através da difusão das extremidades da cadeia do polímero através de uma interface.
4. **Difusão eletrostática:** É uma dupla camada eléctrica na interface de um metal com um polímero que faz parte do mecanismo de ligação total.

A ligação das resinas à estrutura dentária resulta de quatro mecanismos possíveis:

1. ***Mecânica:*** Penetração da resina e formação de marcas de resina na superfície do dente.
2. ***Difusão:*** Precipitação de substâncias na superfície do dente às quais os monómeros se podem ligar mecânica ou quimicamente.
3. ***Adsorção:*** Ligação química ao componente inorgânico (hidroxiapatite) ou aos componentes orgânicos (principalmente colagénio de tipo 1) da estrutura dentária.
4. ***Uma combinação*** dos três mecanismos anteriores.

Teorias da adesão:

Existem duas teorias principais para o fenómeno de adesão observado.

1. **Teoria mecânica:** Afirma que o adesivo solidificado interage micro mecanicamente com as rugosidades e irregularidades das superfícies aderidas.
2. **Teoria da adsorção:** Inclui todos os tipos de ligações químicas entre o adesivo e o aderente, incluindo forças de valência primárias e secundárias.

Vários tipos de ligação adesiva podem ser classificados em duas categorias gerais.

1. Adesão mecânica ⟶ Penetração microscópica
2. Adesão química

- **Forças de valência primárias**
    - Ligações iónicas
    - Ligações covalentes
    - Ligações metálicas
- **Forças de valência secundárias**
    - Forças do muro de Vander
    - Ligações de hidrogénio

ADERÊNCIA MECÂNICA:

A forte ligação de uma substância a outra pode também ser conseguida por ligação mecânica ou retenção, em vez de por atração molecular. A ligação mecânica pode também envolver mecanismos mais subtis, tais como a penetração do adesivo em irregularidades microscópicas ou submicroscópicas na superfície do substrato. No endurecimento, a multiplicidade de projecções adesivas embutidas na superfície da ligação adesiva fornece a ancoragem para a ligação mecânica (retenção).[60]

Um exemplo de adesão mecânica é a impregnação de resina.

Assim, é um exemplo de como a ligação entre o material dentário e a estrutura dentária pode ser conseguida através de mecanismos mecânicos e não através de adesão molecular.

ADESÃO QUÍMICA:

As adesões químicas são basicamente ligações inter-atómicas, que podem ser classificadas como primárias ou secundárias. A força destas ligações, bem como a sua capacidade de se reformarem após a rutura, determina as propriedades físicas do material.

As ligações atómicas primárias podem ser de três tipos diferentes.

1. Iónico
2. Covalente
3. Metálico

1. Ligações iónicas:

Estas ligações primárias são de tipo químico simples, resultando da atração mútua de cargas positivas e negativas. O exemplo clássico é o cloreto de sódio (Na+C1-). Como o átomo de sódio contém um eletrão de valência na sua camada exterior e o átomo de cloro tem sete electrões na sua camada exterior, a transferência do eletrão de valência do sódio para o átomo de cloro resulta no composto estável. NaC1. (Fig:31.1).

2. Ligação covalente:

Em muitos compostos químicos, dois electrões de valência são partilhados por átomos adjacentes. A molécula de hidrogénio, H2, é um exemplo de ligação covalente. O único eletrão de valência em cada átomo de hidrogénio é partilhado com o outro átomo combinante, e a camada de valência torna-se estável. (Fig. 31.2)

3. Ligação metálica:

Certos átomos de alguns cristais, como o ouro, podem facilmente doar electrões da sua camada exterior e formar um gás de electrões livres. A contribuição dos electrões livres para esta nuvem resulta na formação de iões positivos que podem ser neutralizados pela aquisição de novos electrões de valência de átomos adjacentes. (Fig. 31.3).

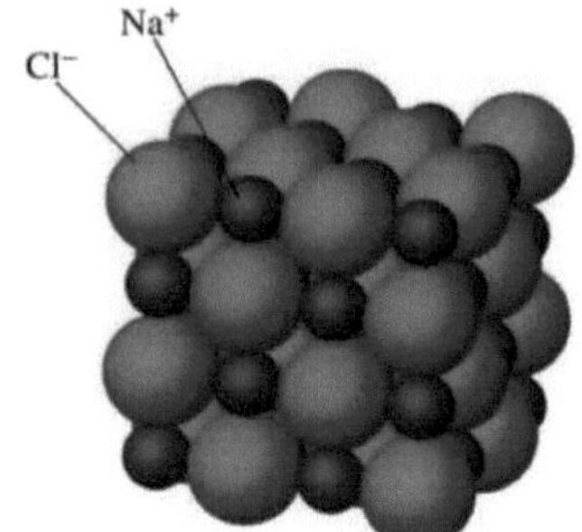

Figura 31.1 : Ligação iónica

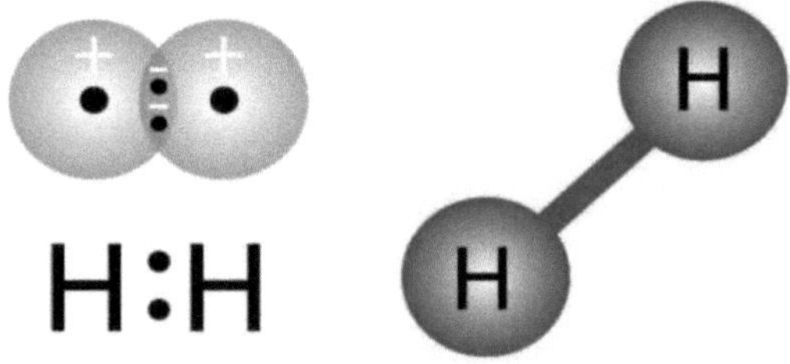

Figura 31.2 : Ligação covalente

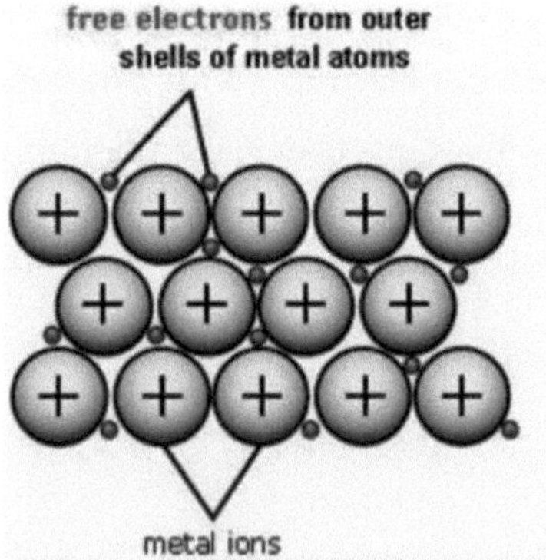

Figura 31.3 : "Gás" de electrões livres (Formação de ligações metálicas)

Ligações interatómicas secundárias:

Ao contrário das ligações primárias, as ligações secundárias não partilham electrões; as variações de carga entre moléculas ou grupos atómicos induzem forças polares que atraem as moléculas.

a. Ligação de hidrogénio:

Numa molécula de água, os átomos de hidrogénio estão ligados ao átomo de oxigénio. Estas ligações são covalentes porque os átomos de oxigénio e de hidrogénio partilham electrões. Consequentemente, os protões dos átomos de hidrogénio que se afastam do átomo de oxigénio não são protegidos eficazmente pelos electrões. Assim, o lado dos protões da molécula de água fica com uma carga positiva. No lado oposto da molécula de água, os electrões que preenchem a órbita exterior do oxigénio fornecem uma carga negativa. Quando uma molécula de água se mistura com outras moléculas de água, a porção de hidrogénio de uma molécula é atraída para a porção de oxigénio das moléculas vizinhas, formando-se pontes de hidrogénio. (Fig:31.4)

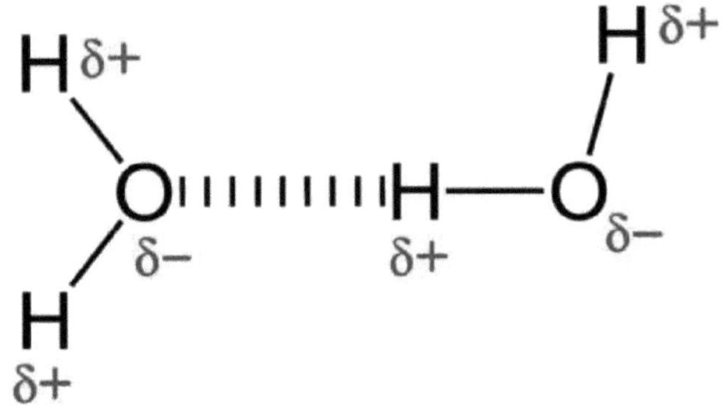

Figura 31.4: Ligação de hidrogénio

b. Forças de Vander Waals :

Normalmente, os electrões dos átomos estão distribuídos igualmente à volta do núcleo e produzem um campo eletrostático à volta do átomo. No entanto, este campo pode flutuar de modo a que a sua carga se torne momentaneamente positiva e negativa. É assim criado um dipolo flutuante que atrairá outros dipolos semelhantes. Estas forças interatómicas são bastante fracas.

Mecanismos de adesão :

Factores que influenciam a obtenção de ligações adesivas :

- Humidificação
- Interpenetração
- Encravamento micromecânico
- Ligação química

Princípios de adesão:

- Energia de superfície / tensão superficial
- Humidificação

- Ângulo de contacto.

Energia de superfície:

- A energia na superfície é a energia de superfície; isto deve-se ao facto de na superfície os átomos não serem igualmente atraídos em todas as direcções.
- O aumento da energia superficial por unidade de área da superfície é designado por tensão superficial.

Humidificação:

- É difícil forçar duas superfícies sólidas a aderir quando colocadas em aposição se as moléculas de superfície das substâncias que se atraem estiverem separadas por distâncias superiores a 0,7 nm, então a adesão é negligenciável.

- O método para ultrapassar esta situação consiste em utilizar um fluido que flui para as irregularidades para proporcionar contacto. Este processo é designado por molhagem.
- A humidade é influenciada pela limpeza da superfície.
- O grau em que uma cola molha a superfície de um elemento aderente pode ser determinado pelo ângulo de contacto entre a cola e o elemento aderente.

Ângulo de contacto: (Fig : 32)

a) Quando o ângulo de contacto é 0, o líquido entra completamente em contacto com a superfície e espalha-se livremente, com boa aderência.

b) Pequeno ângulo de contacto

c) Grande ângulo de contacto, pelo que a humidade e a aderência são fracas.

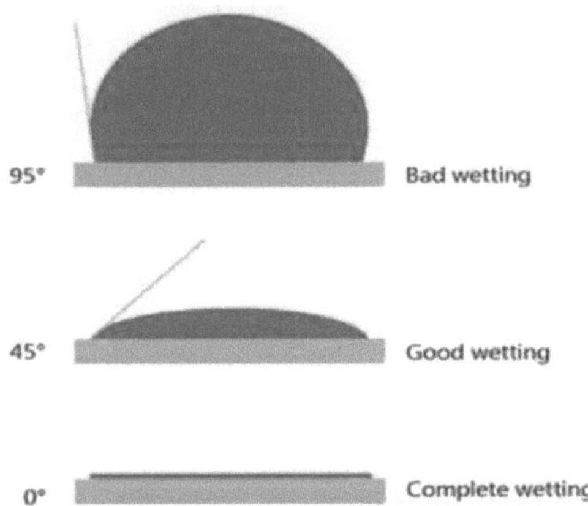

Fig 32 : Ângulos de contacto

FACTORES CLÍNICOS QUE AFECTAM A ADESÃO:

i) Contaminação salivar e ou sanguínea

ii) Contaminação por humidade da peça de mão ou da seringa de ar-água.

iii) Contaminação por óleo das peças de mão ou da seringa de ar e água

iv) Rugosidade da superfície do dente.

v) Rebaixos mecânicos na preparação de dentes.

vi) Teor de flúor nos dentes

vii) Presença de placa, detritos, cálculos, manchas extrínsecas ou detritos.

viii) Desidratação dos dentes

ix) Presença de bases ou revestimentos nos dentes preparados.

FACTORES QUE AFECTAM A ADESÃO AOS TECIDOS MINERALIZADOS

Para que a adesão ocorra, deve haver um contacto íntimo entre o adesivo e o aderente. A interface ideal entre os materiais de restauração dentária seria uma interface que estimulasse a ligação natural do esmalte e da dentina na junção dentino-esmalte. Os factores que afectam esta adesão aos tecidos mineralizados podem ser classificados da seguinte forma.

I. Factores relacionados com as resinas aderentes:

1. Propriedades físico-químicas da dentina que complicam a adesão à dentina
2. A camada de smear layer da dentina e a permeabilidade da dentina.
3. Estrutura dentinária transformada devido a processos fisiológicos e patológicos.

II. Factores relacionados com as resinas de restauração:

1. Propriedades físico-químicas dos adesivos
2. Contração de polimerização de resinas de restauração
3. Contração, tensão, relaxamento por fluxo
4. Módulo de elasticidade de Young

5. Local de polimerização inicial
6. O relaxamento da tensão de contração por expansão

higroscópica

7. Coeficiente de expansão térmica e condutividade térmica,
8. Transmissão de tensão através da interface dentina-compósito,

FACTORES QUE CONTROLAM A PENETRAÇÃO BACTERIANA EM RESTAURAÇÕES DENTÁRIAS DE LACUNAS

Dimensão do fosso:

- O tamanho varia de 10 a 50 horas
- Permite a entrada de bactérias e fluidos orais
- Os componentes bacterianos penetram nos túbulos dentinários e afectam negativamente a polpa dentária.

Fator de defesa do hospedeiro:

- A esclerose dos túbulos dentinários e a formação de dentina reparadora diminuem a penetração bacteriana
- A pressão hidrostática da pasta é mais elevada do que a pressão exterior da cavidade final

Restauração:

- Certos ionómeros de vidro de restaurações, silicatos e compómeros libertam fluoretos nas margens.
- Outros elementos libertados são a prata, o estanho e o mercúrio nas margens, por exemplo, amálgama dentária
- Estes evitam a entrada de bactérias nas margens.

MICROFUGAS E SUAS CONSEQUÊNCIAS

As margens das restaurações não são inertes ou impenetráveis, uma vez que existe sempre um espaço microscópico entre a restauração e a estrutura dentária.[133]

A microinfiltração é um fenómeno dinâmico definido como a penetração clinicamente indetetável de fluidos, bactérias, moléculas e iões entre a parede da cavidade e o material de restauração montado. Manifesta-se por cáries recorrentes, hipersensibilidade pós-operatória, inflamação pulpar e, eventualmente, a necessidade de substituição da restauração.[13] 4 A microinfiltração, definida por KIDD, é a passagem clinicamente indetetável de bactérias, fluidos, moléculas ou iões entre a restauração e a superfície do dente.' 35 Também pode ser definida como a entrada de fluidos no espaço entre a estrutura do dente e os materiais de restauração, como cunhado por TROWBRIDGE. Esta microinfiltração ou entrada oral de fluidos orais é responsável pelo fracasso das restaurações e pelo desenvolvimento da patologia.[136]

A microinfiltração é um processo dinâmico que pode aumentar ou diminuir com o tempo. Como resultado da exposição prolongada à saliva, película e placa bacteriana, podem ocorrer alterações que podem servir para obturar o espaço entre a superfície do dente e a restauração. As restaurações de amálgama colocadas em cavidades sem revestimento apresentam uma fuga inicial que tende a diminuir com o tempo. Pensa-se que a acumulação de produtos de corrosão contribui para esta redução.[137] A deposição de sais minerais na película pode também desempenhar um papel importante na obturação de falhas à volta das restaurações. A contração inicial das resinas acrílicas é de certa forma compensada pela absorção de água que provoca a sua expansão.[138]

A profundidade da cavidade também tem uma grande influência na extensão da fuga. Foi relatado que, nas restaurações MOD, a profundidade da cavidade foi de grande importância na determinação do grau de aumento do espaço entre a estrutura dentária e a restauração.[139] Existe outra relação entre a profundidade da cavidade Efeitos da cavidade e do grau de fuga na polpa. O diâmetro dos túbulos dentinários e o número de túbulos por unidade de superfície aumenta à medida que os túbulos convergem para a polpa. Assim, em cavidades profundas, uma maior proporção da área de superfície dos túbulos está disponível para
a entrada de solutos e solventes do que no caso de cavidades pouco profundas.

A localização das paredes da cavidade também tem influência na microinfiltração, particularmente se a margem da cavidade estiver localizada no cemento. Embora o condicionamento ácido reduza a fuga onde as restaurações de compósito encostam ao esmalte, tem pouco efeito na fuga na margem do cemento, que é uma fraqueza grave das restaurações de resina.

Os efeitos prejudiciais da microinfiltração que podem dar origem a limitações à longevidade da restauração são os seguintes

1. **<u>Cáries recorrentes/ Cáries secundárias :</u>**

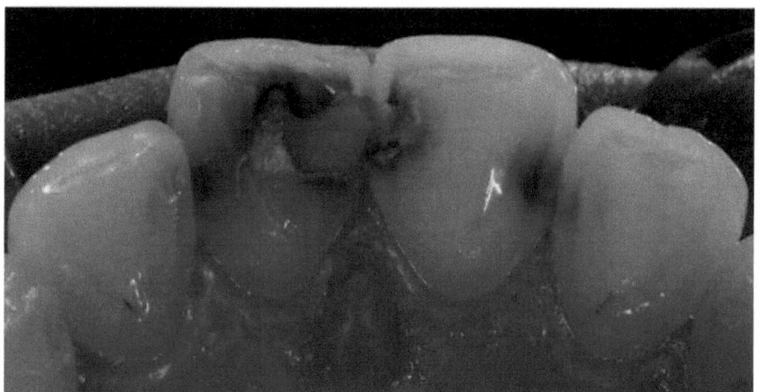

Fig 33 : Cárie recorrente/secundária

A cárie recorrente é o tipo de cárie que ocorre na vizinhança imediata de uma restauração. (Fig. 33) Isto deve-se a uma extensão inadequada da restauração original, margens interproximais de uma restauração proximal que não envolve a área de contacto, fossas e fissuras completamente envolvidas e áreas próximas de superfícies fracturadas. Isto provoca uma adaptação marginal incorrecta, dando origem à acumulação de detritos que conduzem a margens com fugas. O resultado é a invasão bacteriana secundária, daí a "cárie recorrente". Este fenómeno também tem sido designado por "cárie marginal". As cáries recorrentes seguem o mesmo padrão das cáries primárias que conduzem à pulpite crónica.[140]

Anteriormente, acreditava-se que as cáries recorrentes ocorriam por baixo da restauração, se todas as cáries não fossem removidas antes da inserção da restauração. A falácia desta ideia é evidente, uma vez que a cárie depende não só da presença de microrganismos, mas também de hidratos de carbono de substrato. A restauração pode permitir a fuga das bactérias e da substância que pode dar origem a cáries secundárias. Assim, a adaptação incorrecta de uma restauração acabará por conduzir a cáries secundárias ou recorrentes.

A cárie à volta da restauração, devido a uma integridade marginal inadequada, envolve a formação de uma lesão primária na superfície exterior do dente, a partir da qual a difusão de ácido para os espaços à volta da restauração pode resultar no desenvolvimento da "parede da lesão cavitária". O desenvolvimento da lesão de parede é favorecido pela microinfiltração em ligação com um meio cariogénico. Tal como na lesão cariosa primária, esta pode sofrer remineralização se a entrada de ácido cessar ou se o processo carioso for interrompido.

O diagnóstico radiográfico da cárie marginal secundária é severamente limitado nas fases iniciais da lesão, uma vez que as radiografias tendem a ser perpendiculares à fissura entre o dente e a obturação.

Em suma, até à data, não existe uma conclusão específica sobre a relação entre a microinfiltração e a cárie secundária, especialmente a lesão da parede da cavidade. As possíveis razões são as seguintes:

1. A cavidade oral é tão extremamente complexa que é impossível simulá-la completamente, pelo que os resultados da investigação podem não ser exaustivos.
2. A cárie secundária é causada por vários factores, pelo que pode ser difícil para os investigadores considerarem todos eles ao

conceberem as suas experiências. Assim, em consequência, diferentes experiências produzem resultados diferentes e, por vezes, esses resultados são mesmo contraditórios.

3. Devido às diferenças individuais, as pessoas têm diferentes graus de suscetibilidade às cáries. Por conseguinte, diferentes estudos clínicos podem conduzir a diferentes resultados e conclusões.
4. Alguns estudos clínicos podem não ter uma conceção razoável, o que leva a resultados incompreensíveis.

No entanto, existe um consenso de que a microinfiltração está de facto associada a cáries secundárias devido à existência de bactérias. Parece que a microinfiltração é apenas uma condição necessária, mas não suficiente, para a formação de uma lesão na parede,[140,141] embora em 2009, Diercke et al. tenham efectuado uma experiência in vitro pura, na qual o desenvolvimento da lesão externa na cárie secundária foi inibido para estudar a relação entre o tamanho do espaço e a lesão na parede de forma independente, e confirmaram a ocorrência de lesões na parede sem a presença de lesão externa e indicaram que a extensão da lesão na parede aumentava com o aumento da largura do espaço, variando de 50 a 250.[142] Por conseguinte, são necessários estudos mais aprofundados para compreender melhor a relação entre a microinfiltração e as cáries secundárias.

2. Coloração marginal /estética : [143]

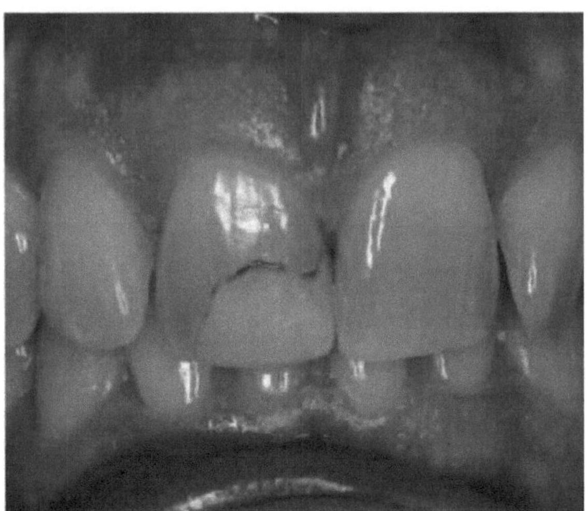

Fig. 34: Coloração marginal

As descolorações amarelas e amarelo-escuras a acastanhadas na periferia da restauração podem, para além da descoloração de toda a restauração, classificar a restauração enurecida como um fracasso. (Fig. 34) Estas descolorações marginais são microfissuras localizadas entre o bordo da restauração e a superfície do dente. Estas descolorações são causadas por depósitos exógenos de alimentos e bebidas, placa bacteriana encravada e, possivelmente, subprodutos biológicos da decomposição da própria restauração.

Devido à localização do material de pigmento, a descoloração não pode ser polida. Esta é uma indicação inicial da falha da restauração.

3. Sensibilidade dentária pós-operatória: [144,145,146]

Os pacientes com restaurações aceitáveis ou impecáveis queixam-se por vezes de uma sensação de dor temporária durante o consumo de bebidas doces, ácidas ou salgadas. Este fenómeno indica normalmente a perda da ligação estanque entre o dente e a restauração. As soluções de baixo peso molecular penetram por ação capilar, através da fenda minúscula desenvolvida na dentina e podem causar uma irritação osmótica dolorosa; se persistir, esta condição pode evoluir para pulpite, necessitando de tratamento endodôntico.

Alguns estudos indicam que a infiltração bacteriana pode estar na origem dos danos.

A teoria hidrodinâmica de BRANNSTORN e ASTOM indicou que o preenchimento do espaço interfacial com fluido pulpar logo após a restauração e o movimento ou mudanças de pressão desse fluido levam à excitação das terminações nervosas da polpa. Um estímulo térmico pode exacerbar a resposta, alterando a pressão e o volume do fluido pulpar no espaço. A sensibilidade pós-operatória em restaurações de amálgama é menor do que em restaurações de compósito. De acordo com GORDAN, outros factores responsáveis pela sensibilidade pós-operatória após uma restauração de resina são

a) Polpa hiperémica
b) Hidratação
c) Gravura com ácido
d) Contração de polimerização
e) Procedimentos de corte e acabamento

4. Repartição marginal do restauro :

Uma má adaptação marginal da restauração pode levar não só à deterioração da própria restauração, mas também à destruição da própria estrutura dentária. Uma restauração deteriorada deste tipo é designada por "restauração danificada". Nos casos de restaurações metálicas, a corrosão, no sentido específico, não é meramente um depósito superficial, mas uma deterioração real de um metal por metal por reação com o seu ambiente. A seu tempo, provoca uma desintegração catastrófica que conduz a uma rápida falha mecânica da estrutura, embora a perda de material seja muito mínima. Nas restaurações não metálicas, as margens com fugas conduzem à acumulação de restos de comida, bactérias e outros depósitos que levam à rutura marginal da restauração.

5. Patologia pulpar :

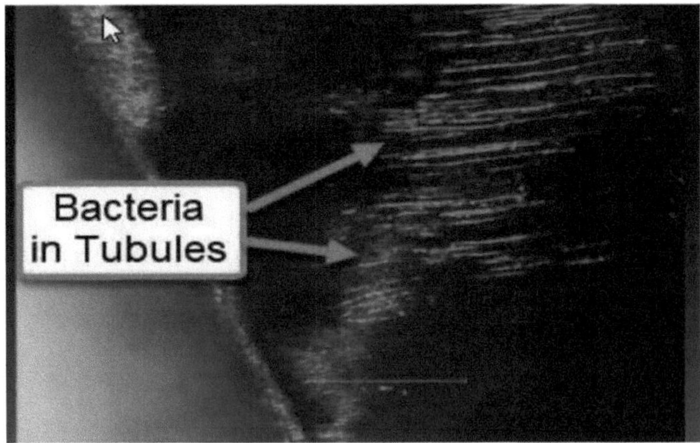

Fig. 35 : Causas da patologia pulpar

A patologia pulpar é a agressão final ao dente devido a microfugas. A via de acesso são os túbulos dentinários que estão em continuidade direta com os odontoblastos. (Fig. 35) Acreditava-se que os próprios materiais de restauração causavam danos pulpares devido à irritação, mas agora os estudos provaram que os factores químicos tóxicos, como os ácidos, não são os únicos culpados, mas que a invasão bacteriana desempenha um fator igualmente importante no processo de microinfiltração que conduz à patologia pulpar.

A hiperemia pulpar ou pulpite focal reversível é a reação mais precoce observada como resultado de uma patologia pulpar. O dente torna-se sensível ao calor, particularmente ao frio, o que se manifesta na forma de dor que desaparece com a remoção do estímulo. Ocorre uma dilatação dos vasos sanguíneos que pode resultar na acumulação de líquido edematoso.

A pulpite aguda é a sequela imediata da hiperemia pulpar. A dor é intensa e geralmente persiste mesmo após a remoção do agente irritante. Juntamente com a dilatação dos vasos sanguíneos e a acumulação de líquido edematoso, observa-se também a destruição dos odontoblastos na área afetada. Isto resulta na formação de abcesso pulpar.

A pulpite crónica é a sequela da pulpite aguda. Os sinais e sintomas são mais ligeiros em comparação com a pulpite aguda. Devido à degeneração do tecido nervoso, a dor não permanece como uma caraterística proeminente e a reação à variação térmica diminui drasticamente. As exacerbações agudas são geralmente observadas após a pulpite crónica. A necrose do tecido pulpar, juntamente com a perda de sensibilidade, é uma caraterística evidente que conduz à patologia periapical. Uma integridade marginal deficiente que provoque microfugas pode levar a que um dente vital se torne não vital, juntamente com patologia periapical.

6. Percolação:

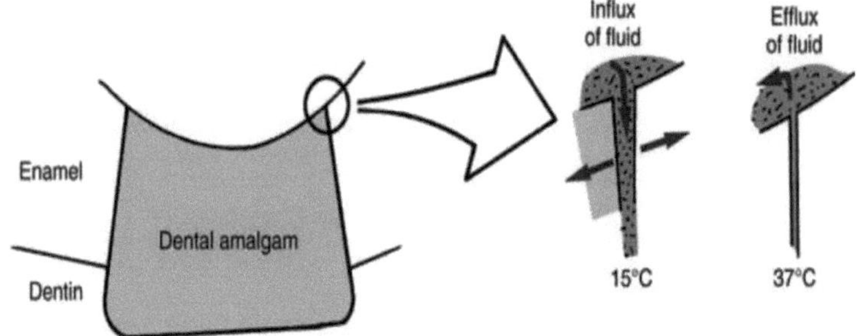

Fig. 36: Percolação ao longo das margens de uma restauração de amálgama, devido à diferença do seu coeficiente linear de expansão térmica em relação à estrutura dentária, durante as alterações de temperatura intra-orais. O influxo de fluido ocorre durante o arrefecimento (contração). O efluxo de fluido ocorre durante o aquecimento (expansão).

Uma das consequências das diferenças de expansão e contração térmicas entre um material de restauração e a estrutura dentária adjacente é a percolação. Este processo é caracterizado por uma restauração de amálgama intracoronária. Durante o arrefecimento, a amálgama contrai-se mais rapidamente do que a estrutura dentária e afasta-se da parede do preparo, permitindo a entrada de fluidos orais. Durante a expansão subsequente, o fluido é expelido. A entrada e saída cíclica de fluidos na margem da restauração é chamada de percolação. (Fig. 36)

Outras propriedades físicas importantes envolvem o fluxo de calor através dos materiais. O esmalte e a dentina são compostos principalmente por cristais de cerâmica finamente compactados (ou seja, hidroxiapatita, Ca_{10} [PC $]_{46}$ [OH_2] que fazem com que essas estruturas actuem como isolantes térmicos. Se a estrutura dentária for substituída por uma restauração metálica, que tende a ser um condutor térmico, pode ser importante fornecer isolamento térmico para proteger a polpa dentária de aumentos ou diminuições rápidas de temperatura na boca. Geralmente, os cimentos dentários que podem ser utilizados como bases sob restaurações metálicas actuam como isoladores.

Uma vantagem de um compósito é a baixa condutividade térmica. Os compósitos não necessitam de revestimentos e bases para proporcionar isolamento térmico. O fluxo de calor através de um material é medido em termos da taxa relativa de condução de calor (condutividade térmica) ou da quantidade de condução de calor por unidade de tempo (difusividade térmica). A difusividade térmica é a propriedade mais importante porque determina a quantidade de fluxo de calor por unidade de tempo em direção à polpa através de uma restauração. A polpa dentária pode suportar pequenas alterações de temperatura (37-42^0 C) durante períodos relativamente curtos (30-60 segundos) sem qualquer dano permanente. Na maioria das circunstâncias, a microcirculação da polpa transporta o calor que entra na polpa para outras partes do corpo, onde é facilmente dissipado. No entanto, as alterações extremas de temperatura ou os períodos prolongados de exposição a temperaturas elevadas provocam alterações pulpares.

A condutividade eléctrica é uma medida da taxa relativa de transporte de electrões através de um material. Este conceito é importante para as restaurações metálicas que conduzem facilmente a eletricidade. Se estiver presente uma célula galvânica (célula eletroquímica), a corrente eléctrica pode fluir e esse processo estimularia os nervos da polpa. Isto pode ocorrer acidentalmente, como quando um invólucro de papel de alumínio de uma pastilha elástica entra em contacto com uma restauração de ouro fundido e produz um pequeno choque elétrico.

As propriedades de massa dos materiais envolvem a densidade ou a gravidade específica. A densidade é o peso (ou massa) de um material por unidade de volume. A maioria dos materiais metálicos tem densidades relativamente elevadas (6-19 gramas por centímetro cúbico [g/cm3]). As densidades das cerâmicas são normalmente de 2 a 6 g/cm3. As densidades dos polímeros variam geralmente entre 0,8 e 1,2 g/cm'. A densidade é uma consideração importante para determinados métodos de processamento dentário, como a fundição. As ligas metálicas densas são muito mais fáceis de fundir através de métodos de fundição centrífuga. A densidade é importante para estimar as propriedades de misturas de diferentes materiais (compósitos) porque as propriedades finais da mistura são proporcionais ao volume dos materiais misturados (e não ao peso). Ocasionalmente, pode ser indicada a densidade relativa (ou gravidade específica). A densidade relativa é a densidade do material de interesse comparada com a densidade da água num conjunto padrão de condições. A 25°C e a 1 atmosfera de pressão, a densidade da água é de 1 g/cm3. Uma densidade específica de 12 traduz-se numa densidade de 1,2 g/cm3 nas mesmas condições.

Estudos recentes revelaram que o coeficiente de expansão térmica diminui não só com o aumento da massa da carga inorgânica, mas também depende da natureza da matriz orgânica.

A percolação pode ser responsável pelas sensações de dor devido à passagem de substâncias doces, ácidas ou salgadas através das fissuras entre a cavidade e a restauração. Além disso, os materiais de revestimento da cavidade que são instáveis e menos resistentes à boca podem dissolver-se com o tempo. Este facto pode explicar o "desaparecimento" dos revestimentos cavitários. Esta fissura entre a restauração e a parede localizada mais centralmente aprofunda-se ainda mais.

5. Infecções pós-endodônticas :

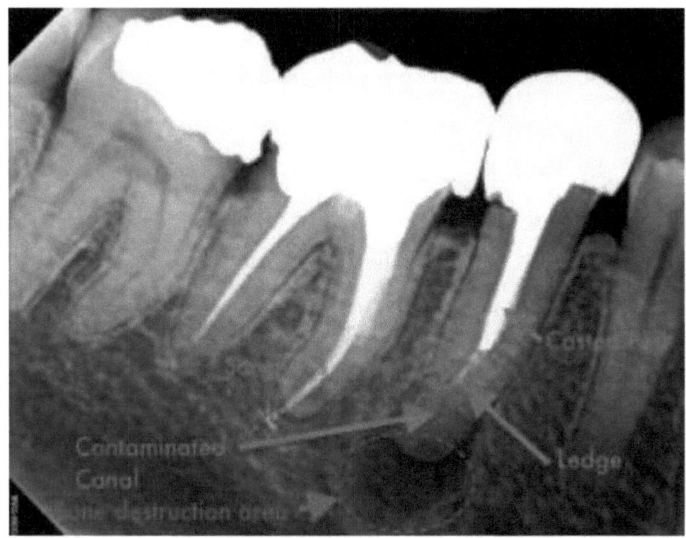

Fig. 37 : Infecções pós-endodônticas

Um selamento coronal e apical deficiente é responsável por infecções pós-endodônticas. A inadequação ou ausência de selamento coronal leva à invasão bacteriana (metabolitos e componentes estruturais, como a endotoxina) da cavidade oral para o material obturador.

Isto leva à inflamação dos tecidos periapicais devido à endotoxina, o que exige a realização de cirurgia endodôntica. A preparação biomecânica e a eliminação de microorganismos também desempenham um papel importante no sucesso da terapia endodôntica. (Fig: 37)

MÉTODOS DE DETECÇÃO DE MICROFUGAS

A microinfiltração pode ser avaliada por vários métodos in vivo e in vitro, dos quais os in vitro são mais comuns:

MÉTODOS:

1. Método da pressão de ar
2. Estudos de penetração
   - I. Penetração do corante
   - II. Marcadores químicos
   - III. Radioisótopos
   - IV. Análise de ativação neutrónica
   - V. Estudos bacterianos
   - VI. Estudos sobre a penetração de toxinas e produtos bacterianos.
   - VII. Estudos de difusão química.
3. Estudos de condução de fluidos
   - **I.** Dispositivos de transporte de fluidos
   - **II.** Método de filtragem de fluidos
4. Método eletrónico
   - I. Estudos electroquímicos
   - II. Monitorização eletrónica da microinfiltração.
5. Exame microscópico
   - I. Microscópio eletrónico de varrimento
   - II. Replicação e microscópio eletrónico de varrimento
6. Outros

I. Cáries artificiais

II. Percolação marginal

a. Método de infiltração de resina

b. Nano fugas

c. Microssonda de electrões

d. Processo de fresagem por feixe de iões

MÉTODOS EM PORMENOR:

1. Método de pressão de ar:[147]

- Esta é uma experiência in vitro que utiliza ar comprimido para testar a integridade do selamento marginal da restauração.
- Realizado pela primeira vez por HARPER em 1921. Construiu uma restauração de amálgama de classe I na tintura de aço, colocou ar sob pressão no chão da cavidade e examinou a cavidade debaixo de água.148
- Uma outra técnica simples foi concebida por GRANATH e SEVENSSON para medir a microinfiltração é avaliada como uma medida direta do tamanho do espaço. Para tal, a amálgama é condensada numa cavidade simulada de classe I, preparada num molde de cerâmica maquinável. O molde preenchido é então colocado no dispositivo de medição. Aplica-se ar, a uma pressão de 600 mm de Hg, ao molde e qualquer ar que passe através da interface amálgama-molde borbulha através da câmara de água e é medido em milímetros por minuto, quantitativamente.

Vantagens:[148]

a) O método é preciso e os resultados são de carácter quantitativo.
b) O exame do espécime não necessitou da sua destruição. Assim, a microinfiltração pode ser estudada para a mesma restauração ao longo de um período de tempo.

Desvantagens:

a) Este estudo restringe-se a uma utilização in vitro e não simula de forma alguma as condições presentes na cavidade oral.
b) Só é capaz de detetar os percursos de fuga que estavam completos desde o pavimento até à margem da cavidade e não fornece qualquer pormenor sobre a verdadeira fuga

padrão.

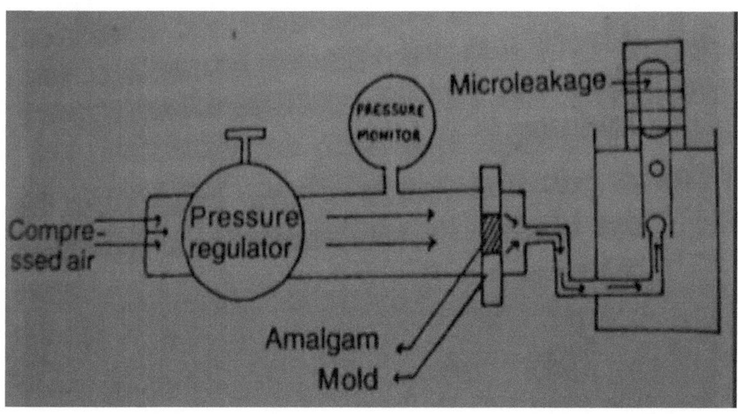

Fig. 38.1: Dispositivo de pressão de ar para medir a microinfiltração de amálgama em molde de cerâmica

Para tirar partido das suas vantagens, foram desenvolvidas algumas modificações das técnicas de pressão de ar:

a) Aparelho de fuga de pressão de gás:

- Desenvolvido a partir da utilização da pressão de gás por Fanian.
- O aparelho permite que o gás sob pressão seja forçado através da interface entre a restauração de amálgama e o disco de metacrilato de metilo. A fuga marginal é então medida através do volume de gás que vaza durante um período de tempo especificado, retardando a comparação quantitativa da fuga.

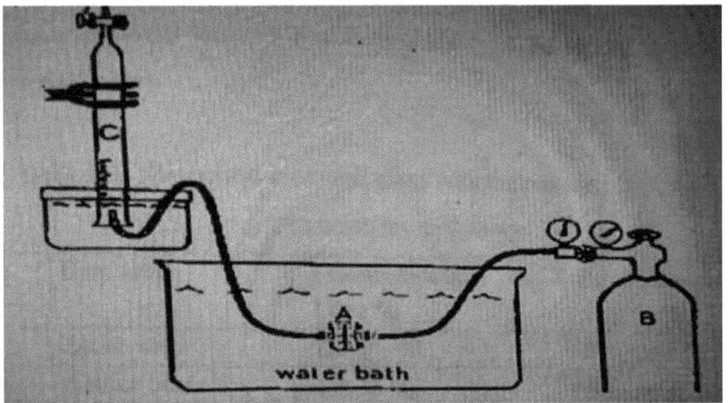

Fig. 38.2: aparelho de fuga de pressão de gás

A- Suporte da amostra, B- Depósito de azoto seco, C- Bureta graduada invertida.

2. **Estudos de penetração :**

   1. **Penetração de mergulho :**

- Em 1874, KING[149] utilizou tinta azul e, em 1875, TOMES[150] utilizou tinta de drapejar em estudos de fugas. Em 1895, FLETCHER, tal como referido por going, utilizou corantes para estudar a contração da amálgama dentária.
- Foram utilizados vários corantes juntamente com o desenvolvimento de vários métodos. Sendo esta uma técnica popular defendida, permite a produção de secções que mostram fugas em cores contrastantes tanto para o dente como para a restauração, sem qualquer necessidade de reação química ou exposição a qualquer tipo de radiação.
- A elevada sensibilidade técnica e a avaliação dos resultados requerem uma normalização cuidadosa.

QUADRO 3: Os diferentes corantes utilizados, bem como as concentrações e o tempo de imersão, são os seguintes[151]

Sr. No	Dyes used	Concentration of dye %	Time of immersion
1	Alcian blue	2	72 hrs
2	Aniline blue	2	72 hrs
3	Basic fushin	0.5	60 to 48 hrs /14 days
4	Black India ink	-	14 days
5	Blue cresyl	0.5	48 hrs
6	Persian brilliant green	1	4 days
7	Crystal violet	-	24 hrs
8	Eosin	4.5	48 hrs
9	Erythrosine	9	10 secs
10	Fluorescein	2-20	5 min – 1 hr
11	India ink	-	24 hrs
12	Methylene blue	0.25-10	4 hrs to 1 month
13	Rhodamine B	-	60 hrs

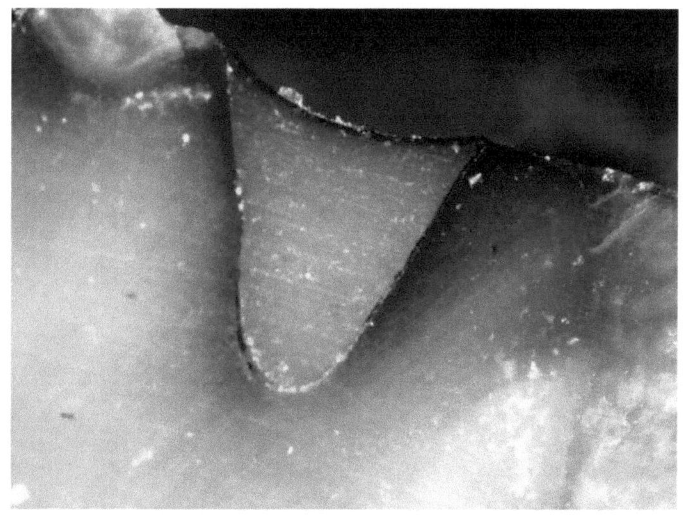

Fig. 39.1: Fotografia da penetração do corante com diagrama esquemático da análise da microinfiltração entre o dente e a restauração.

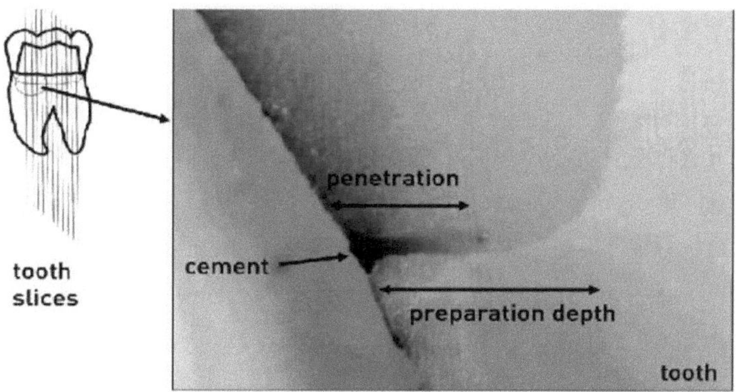

Fig. 39.2: Fotografia da penetração do corante com diagrama esquemático da análise da microinfiltração entre a FPD, o cimento e o dente.

Os corantes fluorescentes foram considerados particularmente úteis como marcadores porque são detectáveis em concentrações diluídas, são baratos e, não sendo tóxicos, podem ser utilizados com segurança em investigações clínicas e laboratoriais.[152] Alguns corantes que exibem a propensão para se ligarem ao dente ou à restauração podem potencialmente demonstrar uma lacuna mais ampla e profunda do que a existente.

- In vitro, o método de penetração do corante para detetar microinfiltração envolve a colocação de uma restauração num dente extraído e a sua imersão numa solução corante durante o tempo especificado, depois de a parte não preenchida do dente ter sido revestida com verniz à prova de água. Após o tempo especificado, as amostras são removidas e seccionadas antes do exame visual utilizando um estereomicroscópio para avaliar a extensão da penetração do corante. Este processo é efectuado sob pressão atmosférica normal.[153]
- Por vezes, o ar retido na zona da interface pode inibir a penetração dos corantes. Para tal, os ensaios de penetração de corantes são efectuados em condições de alta pressão ou de pressão negativa, tais como

a) Pressão passiva:[151]

> Neste caso, os dentes restaurados são expostos ao corante sob pressão atmosférica constante durante um determinado período de tempo. Esta pressão normal não requer qualquer equipamento especial.

b) Vácuo ou pressão negativa:[154]

> Aqui os dentes restaurados são expostos ao corante sob pressão negativa.

- Para estabelecer o vácuo, o frasco é ligado à bomba de vácuo por meio de uma pipeta, que é simultaneamente utilizada como reservatório para o corante. O frasco é ligado à bomba de vácuo e o ar pode ser evacuado do frasco abrindo uma válvula da pipeta.
- A outra válvula controla a libertação do corante sem permitir a entrada de ar no sistema de vácuo.
- Os dentes restaurados são colocados no fundo do frasco sem entrarem em contacto uns com os outros e é aplicada uma pressão de vácuo constante durante um período de tempo específico. O corante é libertado de modo a submergir os dentes e as amostras são removidas após a libertação do vácuo e avaliadas.

c) Pressão positiva:[151]

- Utiliza-se um tubo de plástico contendo acrílico autopolimerizável recém-preparado para submergir os dentes restaurados antes da exposição ao corante, de forma a que a interface dente-restauração permaneça inalterada e sem contacto com o acrílico.
- Os tubos são removidos e o dente é deixado embebido no acrílico.
- O revestimento com acrílico é obrigatório para a penetração do corante na área da interface. Os dentes são colocados num recipiente com uma mistura de resina epóxi recém-preparada e o corante e, em seguida, o recipiente é colocado numa autoclave com pressão elevada até ao nível necessário.

- A resina epóxi colorida penetrará nos vazios e espaços das restaurações. A resina epóxi é então curada durante 24 horas a 40° C e é produzido um bloco de epóxi sólido. O epóxi e o acrílico são então removidos dos dentes.
- Os dentes são descalcificados, colocados sob água corrente da torneira durante 4 horas. Os dentes são desidratados através de uma série gradual de álcool etílico e, finalmente, são submersos e armazenados em frascos de vidro contendo salicilato de metilo a 100% para completar o processo de limpeza. Após 2 horas, os dentes tornam-se transparentes.
- Os dentes são fotografados de quatro direcções sob estereomicroscópio com uma ampliação de 'X20' e são produzidas lâminas a cores. A fotografia é efectuada mantendo os dentes em salicilato de metilo para manter a transparência. A quantidade de microinfiltração é medida linearmente nas lâminas de projeção.

d) Centrífuga : [151]

> Neste método, os dentes restaurados são colocados em frascos de vidro imersos em corante e colocados numa centrífuga durante o período de tempo necessário, com rotações padrão por minuto. A quantidade de penetração é então medida.

- Estudos revelaram que foi observada uma maior penetração do corante nos dentes expostos à pressão negativa em comparação com os dentes expostos ao corante de forma passiva. Isto pode dever-se ao facto de o ar aprisionado na interface poder causar artefactos durante os testes de penetração passiva do corante e é este ar que não permite a penetração completa do corante. Verificou-se também que a penetração do corante utilizando alta pressão mostrou uma fuga significativamente elevada em comparação com o método de pressão passiva.

- A principal desvantagem era o método de avaliação, uma vez que a pontuação era objetiva e dependia do examinador. Este facto dificultaria a padronização. Além disso, a avaliação da restauração como um todo é difícil quando se observa a partir de secções individuais de dentes que raramente reflectem o verdadeiro estado de outras margens da restauração.
- Para ultrapassar os inconvenientes, foram desenvolvidos métodos que permitem medições quantitativas, que são os seguintes

a) **<u>O método de medição quantitativa da microinfiltração</u>** foi desenvolvido por **DOUGLAS** e **ZAKARIASON.**

  - ➢ Neste caso, a amostra é imersa num corante e depois colocada em ácido nítrico, o que permite a sua dissolução completa. As soluções padrão e experimental são diluídas com água destilada.
  - ➢ As soluções são centrifugadas, permitindo que o material corante se deposite. Utiliza-se um espetrofotómetro para avaliar a sua absorvância e a absorvância da solução padrão é comparada com a da solução experimental, obtendo-se assim uma avaliação volumétrica da penetração do corante.

  b) **<u>A análise computorizada de imagens</u>** é também utilizada para a medição quantitativa da penetração do corante.

- Após a imersão das amostras em corante, estas são seccionadas longitudinalmente num plano mesio distal e deixadas a secar. As amostras secas são imediatamente fotografadas com uma ampliação de X2.5.
- As amostras são então iluminadas com luz incidente e é incorporada uma escala milimétrica para permitir a calibração por computador. As amostras são então visualizadas através de uma lente de macrozoom de 80 nm, dando uma ampliação de X15 no ecrã.
- As medições seguintes são então registadas e avaliadas :

1) Comprimento oclusal da fuga de corante na interface da restauração dentária - OL.
2) Comprimento gengival da fuga de corante na interface da restauração dentária GL.
3) A dentina coronal a uma linha traçada que une a extensão apical da câmara pulpar contornante visível (ou seja, a área de dentina da coroa) - CD
4) Comprimento da interface do dente ou da restauração - RT.
5) Área da dentina da coroa que apresenta fugas - LA
6) Com base no que precede, é efectuada a seguinte avaliação

- ✓ Total length of leakage = GL+OL
- ✓ Percentage of cavity length exhibiting leakage $= \frac{GL+OL}{RT} \times 100$
- ✓ Percentage of crown dentin exhibiting leakage dye penetration = LA x $\frac{100}{CD}$

- Embora a área de penetração do corante possa ser expressa em mm2, é preferível expressar a área de dentina do dente que apresenta o fenómeno em percentagem da dentina total da coroa, relacionando-a assim com o tamanho da coroa, de modo a permitir uma comparação mais significativa. No entanto, a representação bidimensional de um objetivo tridimensional ainda não foi ultrapassada.

- Algumas investigações referiram uma técnica de coloração que não é destrutiva
  (uma vez que os métodos convencionais resultam na destruição do espécime) e permite o estudo longitudinal das margens das restaurações. Isto permite o exame da margem da restauração sob ampliação após a exposição à substância corante e a medição da proporção da margem que exibe esta técnica não permite avaliar o comportamento do material abaixo da margem da restauração onde pode existir uma grande lacuna não registável.

Desvantagens: [155,156]

1. Os corantes normalmente utilizados na investigação dentária dependem do fabricante para estarem disponíveis sob a forma de suspensões ou soluções e, por conseguinte, é impraticável utilizar uma variedade de corantes (devido aos comportamentos variados dos corantes individuais), uma vez que, sob técnicas normalizadas, podem não ser consistentes.
2. Além disso, a concentração de dois corantes pode variar em termos de penetração, quando o tempo de imersão varia de 5 minutos a 1 hora.
3. Alguns dias podem mesmo ligar-se ao dente, dando assim falsas

interpretações.

4. É impraticável utilizar partículas de corante com um diâmetro superior ao diâmetro interno dos túbulos dentinários (1-4 mícrones).
5. É altamente obrigatório que os dias sejam estáveis em termos de cor em quaisquer condições que possam surgir durante a investigação.

II. Traçadores químicos:

- A utilização de marcadores químicos para detetar microinfiltrações em redor da restauração começou já na década de 1950. Em 1953, KORN FIELD demonstrou uma técnica para avaliar a fuga em torno de restaurações acrílicas, incorporando vidro real nas restaurações acrílicas, de modo a que, quando imerso numa solução de sulfureto de bário, a fuga marginal fosse detectada pelo precipitado negro de sulfato de bário.[157]

- O princípio básico dos marcadores químicos é a reação entre um ou mais produtos químicos utilizados. Normalmente, são utilizados dois compostos incolores para produzir um precipitado opaco, como o sal de prata, utilizando a técnica fotográfica estabelecida. Basicamente, a reação chave é a penetração de ambos os químicos, pelo que a precipitação não ocorrerá quando a menor das duas moléculas penetrar.
- A técnica mais aceitável é o método do nitrato de prata para medir a microinfiltração. 8[15]
    - Utiliza-se uma solução de nitrato de prata a 50% para imergir a amostra in-vino, que é subsequentemente reagida com um

revelador fotográfico, como o 1,4-diol de benzeno (hidroquinona)

- O cloreto de prata também foi utilizado por alguns investigadores, uma vez que a técnica eletroquímica não fornecia qualquer indicação visual do que estava a ocorrer. Esta técnica de coloração com prata proporcionou uma marcação discreta de alto contraste da interface restauração/dentina.
- Na prática, foi demonstrado que as partículas de halogeneto de prata penetram facilmente nos túbulos dentinários, o que muitas vezes dificulta a interpretação. A técnica do sal de prata/ revelador fotográfico está em segundo lugar na popularidade da utilização de estudos de penetração de corantes.
- Uma vez que o ião de prata é extremamente pequeno (0,059 nm) em comparação com o tamanho de uma bactéria típica (0,5-1 mícron m), é altamente penetrante, pelo que se pode presumir que qualquer sistema que impeça a fuga de iões de prata também impedirá a fuga de bactérias. No entanto, como a molécula de revelador orgânico tem um diâmetro maior, é a penetração deste químico que está a ser observada.
  - As técnicas de revelação variam muito entre operadores, com tempos de revelação que variam entre 3 e 15 horas, tais como :
    - ➢ A KANCA utilizou uma avaliação subjectiva, numa escala de 5 pontos, da magnitude crescente das

fugas.

- ➢ SHORT et al, mediram a fuga em torno de coroas de cerâmica, expressando os resultados como uma percentagem do comprimento total da margem visível, utilizando uma secção única de cada espécime.
- ➢ HORTAN e DOUGLAS mediram a fuga em torno da interface das restaurações dentárias utilizando secções transversais cortadas no centro de cada restauração e observadas sob estereomicroscópio incorporando uma gratidão calibrada.

Desvantagens:

1. A principal desvantagem reside na interpretação dos dados, uma vez que os marcadores químicos partilham muitas caraterísticas dos corantes utilizados nos estudos de fugas de corantes.
2. As secções individuais dos dentes fornecem uma representação bidimensional do objetivo tridimensional. A posição e o ângulo da secção podem afetar significativamente o comprimento da margem da restauração exposta e, consequentemente, a proporção de fugas, ou seja, uma única secção pode mostrar o único local onde o selamento marginal falhou ou, pelo contrário, o local onde é defendido.

- A fim de evitar esta última desvantagem, foram preconizados os seguintes métodos.

  > Foram tiradas três secções de 150 microns m de cada restauração e foi calculada a fuga média. No entanto, as

medições do comprimento da cavidade/margem da restauração não foram tidas em conta. Isto permitiu determinar se as secções eram perpendiculares à restauração ou não.

> As alterações de pH provocadas pela fuga dos liners de hidróxido de cálcio foram utilizadas para determinar a fuga, uma vez que os produtos alcalinos se escapam para as margens das restaurações, provocando alterações de cor em papéis indicadores sensíveis com prata, cinzento, amarelo, azul, castanho e a cor da suspensão como referências.

Vantagem: [159]

- Poderiam ser recolhidas medidas mais subjectivas e dados quantitativos para os quais é adequada uma análise estatística paramétrica.

III. Estudos de isótopos radioactivos:

- No início de 1953, WAIN WRIGHT informou sobre o valor da nova informação disponível para os dentistas sob a forma de isótopos radioactivos. A utilização de isótopos permitiria a deteção de quantidades mínimas de fugas, uma vez que as moléculas de isótopos mais pequenas medem apenas 40 nm em comparação com as partículas de corante mais pequenas (12Onm). 6[10]

- A oitrie de isótopos de mergulho (Ca^{45}, I^{131}, Na^{22}, S^{35}, P^{32}, Rb^{86}, C^{14}). Ca^{45}, , sob a forma de cloreto de cálcio numa concentração de 0,1 mCi/ml, tem sido o isótopo mais utilizado porque:[152]

a) O seu emissor beta de baixa energia.

b) Não penetra facilmente no esmalte.

c) Ca^{45} mostrou uma penetração profunda nos defeitos.

Num estudo que comparou o Ca^{45} e a solução de corante violeta de genciana, observou-se que os isótopos atravessaram os túbulos dentinários, mas penetraram mais na margem da restauração do que o corante.

- O método de deteção de microinfiltrações implica a utilização de dentes extraídos que foram restaurados de acordo com os requisitos.[161]

- As raízes e as coroas dos dentes foram pintadas com verniz, exceto a superfície adjacente à restauração experimental. Isto para evitar fugas através do canal radicular, fissuras no esmalte ou dentina exposta, que podem obliterar a verdadeira imagem da adaptação marginal.
- Os dentes selados são imersos na solução de isótopos durante várias horas. Após a remoção, os dentes são submetidos a um enxaguamento prolongado antes de serem submetidos a secções longitudinais através da restauração.
- As superfícies cortadas são todas aplicadas em películas fotográficas e as radiografias automáticas resultantes indicam a presença e a localização de qualquer isótopo radioativo que tenha

penetrado entre a restauração e as paredes da cavidade.

- A autorradiografia, que é utilizada para demonstrar a presença de isótopos, depende de uma exposição normalizada e do procedimento de revelação. Os resultados são comprometidos pela avaliação subjectiva do grau de fuga.
- Alguns investigadores tentaram utilizar um aparelho de análise de imagens ligado a um estereomicroscópio através de um tubo de visualização, a fim de ultrapassar as deficiências de um sistema de pontuação subjetivo. A interpretação baseou-se fortemente na relação entre o ângulo da superfície da cavidade e o feixe de raios X.

- Factores que afectam a resolução da autoradiografia:

a) Escolha do isótopo: O isótopo de alta energia produz mais dispersão na película, aumentando artificialmente a fuga aparente.

b) Distância entre a fonte e a emulsão: O aumento da distância aumenta a imagem mas reduz a resolução.

c) Duração da exposição: Quanto mais tempo a película for exposta, maior é a probabilidade de a área de emulsão exposta aumentar devido ao comportamento aleatório da emissão de partículas beta.

d) Enxaguamento: A lavagem das secções antes da exposição, no caso de marcadores solúveis em água, cria o risco provável de espalhar o isótopo em áreas anteriormente não contaminadas.

Desvantagens:[161]

1. Os resultados são avaliados subjetivamente e a extensão da fuga depende do plano de secção utilizado na penetração do objeto.
2. A utilização da técnica do marcador radioativo pode revelar-se bastante complexa, uma vez que devem ser tomadas precauções elaboradas para satisfazer os requisitos de segurança em todas as fases.
3. Os isótopos são bastante caros.
4. A técnica é bastante sensível devido à dificuldade de interpretação decorrente da possibilidade de penetração do isótopo por uma via diferente da interface da restauração dentária (por exemplo, através de fissuras no esmalte).
5. Representação bidimensional de um objetivo tridimensional que pode omitir completamente a área de fuga.
6. O Ca^{45} pode produzir resultados enganadores devido à afinidade do isótopo com a estrutura ou restauração dentária, o que pode resultar na dispersão do isótopo na autorradiografia.

- Uma das modificações desta técnica é a "absorção radioactiva inversa", em que o marcador radioativo é colocado como um revestimento por baixo do material de restauração.
    - O dente é então imerso numa solução não radioactiva e o nível de radioatividade nesta solução é medido em função do tempo.
    - No entanto, a fuga pode dever-se a uma lacuna na restauração dentária na interface ou à difusão do material através da substância dentária.

Vantagem:

- Trata-se de uma técnica quantitativa e sensível de deteção de microfugas.

IV. Análise de ativação neutrónica: [162]

- Esta análise é utilizada para avaliar a microinfiltração in vivo e in vitro.
- Nesta análise, a penetração do manganês em torno das margens da restauração é avaliada após a ativação por neutrões a um nível quantitativo

- **Técnica in vivo:**

- É utilizado um isolador de látex que permite submeter um dente vital funcional a um ambiente de tubo de ensaio, sem qualquer inconveniente para o paciente.
- O isolador é colocado sobre a coroa clínica e a solução de manganês não radioativo (2 ml em quantidade) é injectada num saco de látex flexível durante um período de armazenamento de 1 hora.
- Os dentes de ensaio foram extraídos e limpos de modo a que o sal aderente ao exterior do dente fosse também removido. Os dentes foram então colocados no núcleo do reator nuclear.
- Os dentes foram expostos a um fluxo de neutrões pulsado, de modo a obter uma irradiação de 1 Megawatt durante 2 minutos.
- Durante o processo, o Mn^{55} não radioativo é ativado em Mn^{56} . Este é medido com um detetor de cintilação e um espetrómetro de raios gama ligado a um cristal de germânio. É então elaborado

um gráfico em função das câmaras do canal, de modo a que os dados sob a forma de impressões numéricas possam ser convertidos em contagens totais. A absorção calculada é expressa em manganês de manganês por dente.

Técnica in vitro :

- Neste caso, os dentes restaurados são imersos numa solução aquosa de sal de manganês não radioativo.
- O resto do procedimento é semelhante ao da técnica in vivo.

Desvantagens : [163]

1. Como os dentes a serem extraídos para irradiação e análise após o período de imersão, apenas os dentes periodontalmente envolvidos estão rotineiramente disponíveis para estudo.
2. Análise dispendiosa e também complexa.
3. São efectuadas secções em série para definir o percurso e a profundidade de penetração do marcador, o que pode criar riscos de radiação.
4. Esta técnica não identifica o ponto de rutura da restauração nem regista a absorção de manganês noutros locais que não as margens restauradas.
5. Esta técnica requer uma colaboração mútua e saudável entre o grupo de estudo e os engenheiros nucleares.
6. Os reactores nucleares com fluxos de neutrões adequados e o equipamento para a análise e compactação dos dados não estão facilmente disponíveis.

Vantagens : [163]

- O estudo mais antigo foi efectuado por FRASER em 1929, que avaliou a fuga bacteriana em torno da amálgama embalada em tubos de vidro. Este estudo baseou-se na turvação presente acima ou abaixo da restauração e era de natureza qualitativa.
- Mais tarde, os investigadores utilizaram a cultura em caldo para colocar dentes com obturação acrílica e as aparas dentárias, após a remoção das restaurações, da base das paredes da cavidade foram cultivadas.[164]
- Outra modificação envolveu o isolamento da coroa preenchida do dente da sua raiz usando um tubo de plástico selado com resina epóxi. O caldo inoculado com cultura de bactérias foi colocado sobre a coroa, enquanto o caldo estéril foi colocado em contacto com a raiz do dente. A microinfiltração foi avaliada se o caldo se tornasse turvo. [165]

Alguns outros métodos incluem os seguintes:

1. Fuga Coronal:

- Após a restauração dos dentes, os frascos de vidro com rolha de borracha foram selados.
- Utilizando um instrumento aquecido, é feito um orifício no centro de cada borracha, no qual cada dente é inserido sob pressão até à junção cemento-esmalte, de modo a que as coroas fiquem fora dos frascos e as raízes dentro dos frascos. Em seguida, enchem-se frascos de vidro com caldo BHI de modo a que a raiz fique imersa 2 mm no caldo.

- O aparelho de teste é esterilizado em gás dióxido de etileno, seguido da aplicação de cianoacrilato na interface entre o dente e a rolha. Todo o aparelho é incubado a 37 graus C durante 4 dias e qualquer crescimento é detectado para garantir a esterilização.
- A câmara de cada aparelho é enchida com 3 ml de saliva humana e misturada com caldo BHI num rácio de 3:1. A saliva é recolhida no laboratório e reabastecida de três em três dias.
- Todo o aparelho é incubado a 37 graus C e verificado diariamente quanto ao aparecimento de turvação no caldo BHI. A presença de turvação indica uma fuga coronal.

2. Fuga apical :

- Depois de restaurar os dentes, o sulco circunferencial é cortado na dentina da raiz cervical com uma broca redonda, mas a alta velocidade, utilizando água de refrigeração.
- Esta ranhura permite que a raiz seja ligada com fios ortodônticos. Cada dente é então fixado à tampa de um frasco Bjjou de 5 ml, enfiando uma extremidade livre do fio através da anilha de borracha e da tampa.
- O aparelho é esterilizado por autoclavagem a 121 graus C durante 22 minutos. Os procedimentos posteriores são efectuados em condições assépticas numa câmara de fluxo de ar de lâmina.
- O Enterococcus faecalis é cultivado em ágar-sangue enriquecido com sangue de cavalo desfibrinado. As bactérias são colhidas das placas de ágar-sangue utilizando zaragatoas estéreis e suspensas em líquido de transporte reduzido (RTF).

A suspensão bacteriana é ajustada com RTF para obter uma concentração padronizada, determinada pela densidade ótica de 600 m. Uma alíquota (10 mícrones) da suspensão bacteriana é inoculada lenta e cuidadosamente no reservatório coronal do dente, utilizando uma seringa Hamilton com agulha de calibre fino. Isto é para assegurar que não há ar aprisionado, impedindo o contacto entre os inóculos e o material de limagem retrógrada da raiz. Os frascos de Bjiou são enchidos com 1 ml de RTF e os dentes são suspensos com 2 mm do ápice em contacto com o RTF. Os frascos são então incubados a 37 graus Celsius.

- A glucose de levedura é adicionada diariamente ao reservatório coronal como nutriente para as bactérias.
- Utilizam-se duas pontas de papel esterilizadas para recolher amostras do fluido em contacto com o ápice a intervalos regulares. As pontas de papel são então colocadas nos tubos de meio de tioglicolato semifluido e incubadas a 37 graus C. Os tubos são verificados diariamente para detetar qualquer crescimento. A confirmação da presença de Enterococcus faecalis nestas amostras positivas é efectuada através da identificação macroscópica da morfologia das colónias e da coloração de Gram. Um resultado negativo é registado na ausência de crescimento no prazo de 7 dias.
- Um outro método modificado de deteção de fugas apicais consiste em restaurar os dentes com material de obturação retrógrado de teste para evitar microfugas; são aplicadas duas camadas de verniz para unhas nas superfícies laterais externas das raízes dos dentes.

- São utilizados frascos de plástico de doze milímetros com tampas de plástico de encaixe para suspender os dentes preparados em caldo de eléctrodos de fenol. Utiliza-se uma broca redonda, a alta velocidade com água de refrigeração, para fazer um furo no centro de cada tampa.
- Os frascos são esterilizados com gás dióxido de etileno e os dentes são inseridos no orifício fabricado da tampa até ao nível do esmalte do cimento, junção. Os dentes são então fixados nesta posição com duas camadas de verniz para unhas. Ao prender cada dente às tampas dos frascos, apenas a raiz será exposta ao meio de crescimento bacteriano, uma vez que a tampa esteja presa.
  - Depois de colocar o caldo vermelho de fenol estéril. O caldo deve atingir um nível de 2-3 nm acima do canal radicular ressecado.
  - Utiliza-se uma micropipeta estéril para inocular 0,1 ml de caldo overnight de Serratia marcescens no canal radicular de cada caldo através da preparação da cavidade de acesso coronal, o aparelho é colocado numa incubadora mantida a uma temperatura constante de 37 graus C.
  - Qualquer fuga de Serratia marcescens, dos canais radiculares para o caldo vermelho de fenol, será evidente quando a cor do caldo mudar de vermelho para amarelo (devido à produção de ácido pelo crescimento bacteriano).
  - Para garantir a viabilidade de S. marcescens durante todo o teste, o conteúdo de cada canal radicular é extraído duas vezes por semana, seguido da colocação de bactérias frescas nos

canais.

- Se ocorrer a mudança de cor, uma amostra de meio amarelo é colocada em placas de ágar tripticase de soja e incubada à temperatura ambiente para confirmar a presença bacteriana de S. marcescens. Isto prova a presença de fuga apical.

Desvantagens:

1. Os resultados são avaliados de forma qualitativa e não quantitativa.

2. Esta técnica não tem em conta as lacunas que são mais pequenas do que 0,5 a 1 mícron m, uma vez que as lacunas que permitem a fuga de bactérias são expostas a 0,5 - 1,0 mícron m ou mais.

Vantagem:

1. Mais clinicamente relacionado com a fuga associada ao processo canino e à cárie recorrente.

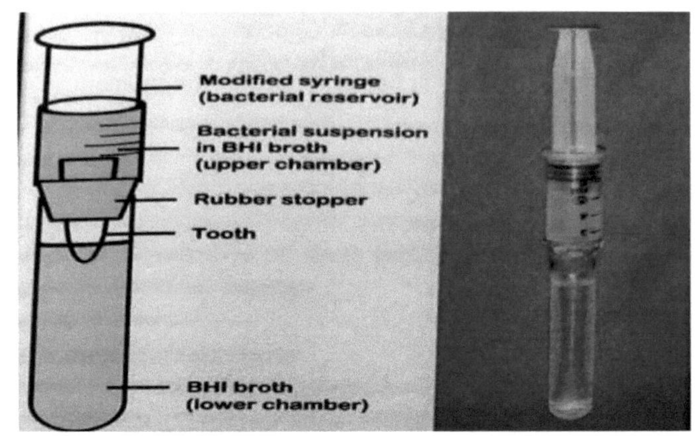

Fig. 40.1: Aparelho utilizado para verificar a fuga coronal: a turvação ou crescimento em caldo BHI indica fuga coronal.

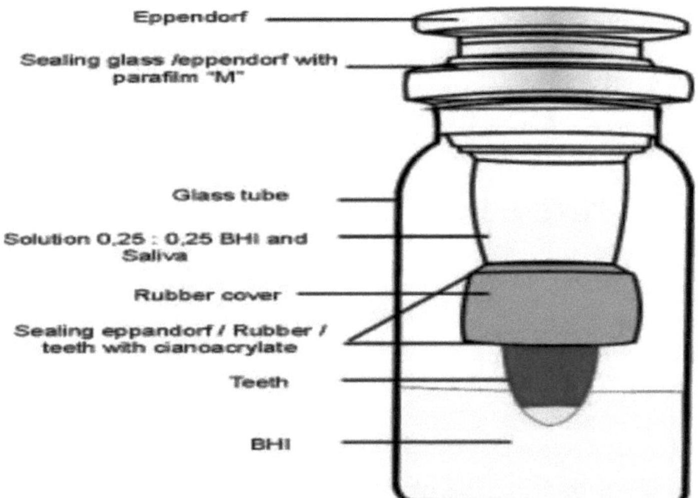

Fig. 40.2: Aparelho utilizado para verificar a fuga apical

VI. Estudos de penetração de toxinas e produtos bacterianos :

- A flora endodôntica é uma comunidade complexa com relações sinérgicas e competitivas entre as várias bactérias existentes, com predominância de anaeróbios.
- O número de factores bacterianos solúveis (incluindo metabolitos, toxinas) libertados pelas bactérias penetra mais rapidamente do que as células bacterianas e causa danos nos tecidos dentários, materiais como os lipopolissacáridos (LPS) e materiais da parede celular como o dextrano provocam reacções inflamatórias na polpa dentária.
- Por conseguinte, o estudo da penetração da toxina e dos produtos bacterianos é mais significativo em comparação com os estudos bacterianos.
- Os estudos são os seguintes:

1. Estudo de penetração de endo toxinas:

- O sistema modelo é composto por três componentes:

a. **Câmara superior:** Consiste num tubo centrífugo que é cortado para criar uma abertura para as coberturas dentárias. Recebe uma suspensão bacteriana a cada 3-4 dias para simular uma situação de fuga.

b. **O dente preparado:** As superfícies da raiz são cobertas com camadas espessas de cera pegajosa, exceto 2 mm no ápice, para restringir a fuga de bactérias e endotoxinas para o forame apical.

c. **Câmara inferior:** Consiste em tubos de ensaio de vidro desidrogenizado, cada um dos quais recebe 2 ml de solução salina equilibrada de Hanks (HBSS) preparada com água isenta de endotoxinas.

- O sistema modelo é exposto à radiação durante 12 horas para efeitos de esterilização.
- Quatro espécies de bactérias anaeróbias, normalmente associadas à necrose pulpar, são utilizadas para formar uma comunidade bacteriana mista. São elas Campylobacter rectus, Pepto streptococcus micros, fusobacterium, nucleatum, prevotella intermedia.
- As culturas individuais são cultivadas em caldos adequados e em concentrações especificadas com caldo TSB-YE enriquecido. O stock congelado permite a utilização do mesmo
- As amostras são colhidas semanalmente na câmara inferior e alteram a carga das comunidades bacterianas nas câmaras superiores, sendo analisadas para deteção de endotoxinas e bactérias.
- Adiciona-se HBSS fresco à câmara inferior imediatamente após a amostragem.
- O QCL-1000 (Quantitative chromogenic limulus amebocyte lysate assay) é utilizado para detetar e quantificar endotoxinas nas amostras colhidas em câmaras inferiores O ensaio de lisado de amebócitos de Limulus baseia-se numa reação de coagulação extensiva do sangue de Limulus após a adição de endotoxina As placas de cultura específicas são utilizadas para detetar e avaliar o crescimento bacteriano.

Estudos de difusão do lipopolissacárido e do dextrano:

- A fuga de LPS e dextrano abaixo da coroa do gesso é avaliada.
- Os molares humanos sem restaurações, cáries ou fissuras são selecionados e armazenados em solução de formalina tamponada a 10% antes da penetração.
- São preparados entalhes horizontais nas raízes para retenção em resina acrílica e os ápices das raízes são selados com cera pegajosa.
- A concentração é selada com verniz para unhas e as raízes são embebidas em resina acrílica autopolimerizável. Os dentes são então preparados para a moldagem de cobertura total e as margens ficam pelo menos 1 mm acima da função do esmalte do cimento e são chanfradas.
- A porta de acesso é fresada em aço inoxidável e fixada ao molde A cera é contornada para uma coroa com portas incorporadas. As portas de acesso são reentrâncias deprimidas que ajudam a reter o material da rolha dentária.
- Os parafusos de vedação e as anilhas são removidos e substituídos por parafusos de vedação e anilhas de silicone originais. As coroas são polidas e colocadas nos dentes preparados. As soluções de teste de microinfiltração consistem em materiais macromoleculares com diferentes marcadores fluorescentes dissolvidos ou dispersos em água ultrapura. As macromoléculas utilizadas são:

  a. Dextrano marcado com isotiocianato de fluoresceína.

  b. LPS marcado com isotiocianato de tetra-metil-rodamina.

- Estas macromoléculas representam diferentes pesos moleculares e propriedades físicas e químicas. São incorporadas numa solução a uma concentração de 20 mícron g/ml. (TRITC-LPS) e 100 mícrones g/ml (F1TC-Dextran) para reproduzir a situação clínica em que vários tamanhos de produtos bacterianos penetram na interface dente/cimento/restauração.
- A superfície do dente é limpa com água esterilizada, depois seca com ar comprimido filtrado, as coroas são então cimentadas no local com pressão digital sustentada durante 10 minutos. Todos os parafusos de selagem são removidos para que o excesso de cimento da superfície da dentina por baixo da porta de avaliação seja removido com um lado seguro e cortado com diamante com ar e água, utilizando uma faca afiada ou um explorador ou enxaguando com uma quantidade abundante de água.
- Os parafusos de vedação são limpos por ultra-sons numa solução de remoção de cimento permanente para remover o cimento residual do processo de cimentação.
- São introduzidos filtros não fluorescentes em cada porta de avaliação e são colocadas novas anilhas de silicone e parafusos de vedação.
- São colocadas duas camadas de verniz copal e de material de obturação dentária sobre as cabeças dos parafusos para selar os orifícios de avaliação da solução de teste. As coroas e os dentes são imersos na solução de teste de microinfiltração mantida num banho de água a 37 graus Celsius, de modo a que as margens fiquem submersas para permitir a microinfiltração apenas nas

margens. A amostragem é efectuada a intervalos regulares.

- Antes da recolha de amostras de microinfiltração, os dentes e as coroas são removidos da solução de teste de microinfiltração, enxaguados com água e esfregados com ácido cítrico, enxaguados novamente com água, enxaguados com etanol a 70%, enxaguados com água ultrapura e secos com ar comprimido filtrado. O material de paragem dentária é removido com escavadoras de colher e as portas de acesso são esfregadas com ácido cítrico, enxaguadas e secas como anteriormente para remover moléculas residuais e evitar a contaminação dos filtros durante a remoção contaminação dos filtros durante a remoção das amostras.
- Os filtros são removidos e preparados para avaliação microscópica fluorescente. São inseridos novos filtros e anilhas de vedação e os conjuntos de parafusos são substituídos.
- As seguintes classificações são utilizadas para identificar microfugas nos filtros:

1. (-) : amostra com fluorescência não detetável.
2. (+) : amostra com fluorescência muito ligeira detetável
3. (1): amostra com uma fluorescência ligeiramente detetável.
4. (2): amostra com fluorescência detetável.
5. (3): amostra com fluorescência moderadamente detetável.
6. (4): amostra com uma fluorescência detetável considerável.

- São tiradas fotomicrografias para avaliação posterior.

VIII. Técnica de difusão química :

- Originalmente descrito pelo CRISP, é um método modificado do método de difusão radioquímica. Este método é qualitativo e capaz de monitorizar a microinfiltração durante um longo período de tempo.
- O espécime é colocado no centro de um molde circular de polietileno e fixado em resina de montagem de poliéster. Este procedimento facilita a orientação correta do espécime.
- A função da interface esmalte-resina é selada através da aplicação de duas camadas de verniz para unhas. O aparelho tem um tubo em forma de U com dois braços. As amostras montadas são fixadas entre os anéis do braço direito, sendo a superfície não cortada do dente a mais baixa.
- Adiciona-se 10 ml de água desionizada ao braço direito e enche-se o outro braço com solução de CaC12 até que os níveis de líquido sejam iguais em ambos os braços.
- Para minimizar a evaporação, o trabalho é forrado com uma fina folha de polietileno em cada braço.
- Em vários momentos, 2 ml de líquido são retirados do braço direito com uma pipeta. O nível do braço direito é mantido pela adição de 2 ml de água desionizada. A contagem dos iões de cálcio no líquido retirado é efectuada num instrumento de plasma indutivamente acoplado.
- Qualquer cálcio presente é detectado, o que é indicativo de uma fuga que ocorreu na interface da restauração dentária.

3. **Estudos de condução de fluidos :**

I. **Dispositivo de transporte de fluidos :**

Concebido por Pashley et al. e posteriormente modificado por Wu et al., este sistema é utilizado para a comparação da microinfiltração de materiais de obturação de extremidades radiculares ou de sistemas de pinos e fornece dados quantitativos e volumétricos.

Metodologia:

- Os dentes são seccionados após a colocação da restauração.
- A secção está ligada a um tubo de vidro e é fechada hermeticamente, torcendo os pedaços de fios de aço inoxidável.
- O tubo de plástico de cada lado é enchido com água desionizada. Um tubo capilar de vidro normalizado é ligado ao tubo de plástico como saída para a amostra.
- Utilizando uma seringa, a água é aspirada cerca de 3 mm para a extremidade aberta do capilar de vidro. É criada uma bolha de ar no capilar e é aplicada uma pressão de velocidade de cabeça necessária do lado da entrada para forçar a água através dos espaços vazios ao longo do enchimento, deslocando assim a bolha de ar no tubo capilar.
- O volume de transporte de fluido é medido através da observação do movimento da bolha de ar e é registado como resultado do transporte de fluido (F), expresso em mícron 1/dia.

  Pontuação 1: F= 0

  Pontuação 2: F= Oto ≤10

  Pontuação 3: F= >10.

- Se a deslocação da bolha de ar for mais rápida, indicando uma maior quantidade de microvazamento, então F é expresso em microns l/h.
- Embora este método seja muito simples, prevalecem algumas desvantagens, tais como o movimento do fluido através do material de enchimento, da estrutura do dente e dos vários pontos de ligação dentro do sistema que não são considerados.

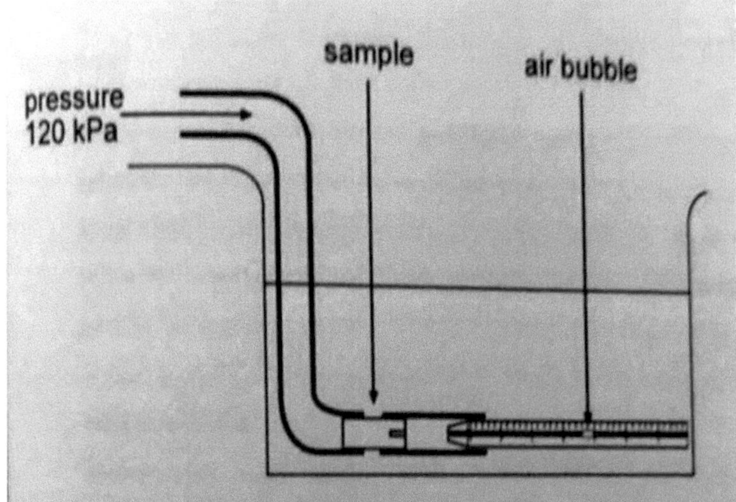

Fig. 41.1: Dispositivo de transporte de fluidos para a determinação de fugas

Método de filtragem de fluidos :

- O método de filtração de fluidos foi desenvolvido por Dirksen et al para medir quantitativamente a microinfiltração à volta das restaurações coronais. Este sistema foi posteriormente modificado por Wu et al para medir o transporte conjuntivo de água da extremidade coronal para a extremidade apical dos canais radiculares obturados. Esta modificação foi considerada fiável, reprodutível e comparável.

- A utilização de pressão positiva ajuda a excluir o problema causado por ar ou fluido aprisionado.

Metodologia:

- As extremidades apicais dos dentes são cimentadas em 2cm x 2cm x 0,7cm de plexiglass com adesivo de cianoacrilato. Cada peça de plexiglass tem um tubo de aço inoxidável de calibre 18 colocado através do seu centro e o segmento radicular é posicionado sobre o tubo para permitir um meio de comunicação direta entre o canal radicular e o aparelho de filtração de fluidos. A agulha de calibre 18 é utilizada para posicionar o segmento radicular no plexiglass, que fica nivelado com o tubo de aço inoxidável.
- Utiliza-se também cianoacrilato para selar a interface de fixação entre a tubagem de aço inoxidável e o plexiglas no lado oposto da amostra. O lado a ser fixado à tubagem de polietileno do aparelho de filtragem de fluidos, seja quem for, antes de se efetuar o pré-teste de estanquidade da fixação.
- Este pré-teste é realizado utilizando uma seringa de 6 ml contendo solução salina isotónica, montada com agulha de calibre 18 e tubo de polietileno e ligada a tubos de aço inoxidável de calibre 18 que se estendem através de peças de Plexiglas de 2 cm x 2 cm x 0,7 cm. A pressão manual é induzida na seringa para forçar o fluido a entrar no conjunto de amostras de Plexiglas. A quantidade de força é ligeiramente superior à pressão hidrostática utilizada no ensaio efetivo.

- O aparelho de filtração de fluido consiste num tanque pressurizado de gás nitrogénio, um reservatório de fluido pressurizado dentro do recipiente, tubos de polietileno contendo uma micropipeta de 25 microns I, uma micro-seringa que induz bolhas de ar no sistema. A amostra é fixada ao plexiglas.
- Os instrumentos de microinfiltração são fabricados através da aplicação de gás nitrogénio a um reservatório de pressão necessário que contém um copo de plástico com solução salina isotónica armazenada no interior dos reservatórios de pressão a uma temperatura e pressão constantes.
- O fluido no interior do reservatório é transportado para o sistema por uma cânula que se estende através do topo do reservatório de pressão. O polietileno de diâmetro externo e interno conhecido é ligado à cânula do reservatório de pressão e a uma micropipeta de 25 microns 1 que contém uma bolha de ar introduzida por uma micro-seringa.
- O movimento da bolha de ar na micropipeta em direção à extremidade apical do ápice radicular por unidade de tempo fornece um meio de medir a microinfiltração à medida que o fluido se move no interior da raiz em direção à superfície externa. É medido em mm/min e, como o volume da micropipeta é conhecido, é convertido em microns 1/min/cm de H_2 O.
- Por vezes, infunde-se 0,2% de corante de fluoresceína na água para ajudar a visualizar o movimento de pequenas bolhas de ar.
- O sistema de filtragem de fluidos pode provocar a deslocação de fluidos a partir dos seguintes elementos:

a. Através da interface entre o material de enchimento e a estrutura do dente.
b. Através do material de enchimento.
c. Através de outros pontos de ligação no sistema.

A predefinição pode controlar os três últimos ao máximo. Para a predefinição, os espécimes são cobertos com cera pegajosa ou verniz de unhas, exceto na área da interface, para reduzir a fuga através da estrutura do dente e a ligação do sistema é selada com massa de canalização de Teflon e agente de ligação à dentina, a filtração é regida por leis expressas pela equação possível.

$$V = \frac{\pi \Delta p r^4}{8 L n_n}$$

Onde,

V= volume do caudal em m3/s

Δp = diferença de pressão hidrostática nas extremidades

L= comprimento do vazio em m r = raio do vazio em m n = viscosidade

- Considerando que as bactérias têm um diâmetro inferior a 2 mícrones, calcula-se o volume do fluxo, uma vez que todos os outros valores são controlados pelo operador.

Desvantagens :

- Como os produtos bacterianos são mais pequenos do que as bactérias, são capazes de penetrar em pequenos diâmetros de vazio, o que dificulta a normalização do volume de fluxo.

Vantagens :

- A correlação da penetração bacteriana faz com que este sistema esteja relacionado com a situação "in vivo" e seja perfeito para detetar a microinfiltração de várias restaurações coronais e apicais.

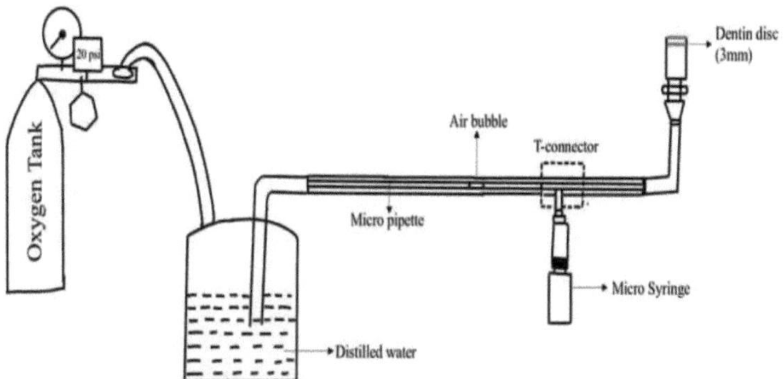

Fig. 41.2: Aparelho de filtragem de fluidos

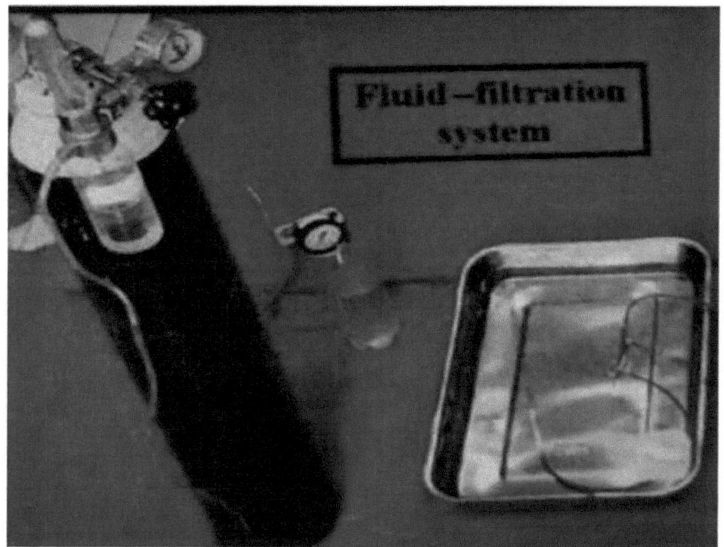

Fig. 41.3: Sistema de filtragem de fluidos

Métodos electrónicos

I. Estudos electroquímicos :

- Desenvolvida por Jacobson e Von Fraunhofer em 1975, é uma técnica métrica de conduta para avaliar as alterações nas dimensões das paredes da cavidade e da interface de restauração utilizando uma célula eletroquímica.

Metodologia:

- São utilizados tubos de vidro com 4 mm de diâmetro e 15 mm de comprimento (uma vez que têm um coeficiente de expansão térmica semelhante ao da superfície do dente).
- O elétrodo de vidro niquelado forma o fundo da cavidade.
- Após a inserção do material, 4 mm de tubo de vidro são imersos numa solução de ácido lático a 1%. Um fio do elétrodo de latão é ligado a um terminal da fonte de alimentação de 5V, enquanto o outro terminal do circuito é ligado através de uma série de resistências a um elétrodo de referência que se encontra numa barra de latão niquelado. O circuito fica completo quando o espaço entre o material de ensaio e o vidro é ocupado pelos eléctrodos.
- Qualquer alteração na corrente que passa por esta célula eletroquímica reflecte as alterações nas dimensões do interespaço. Como as dimensões da cavidade são constantes, as alterações dimensionais do material são observadas através das medições da alteração de potencial no circuito experimental.
- Os dentes extraídos também são utilizados para este estudo. Neste caso, a inserção do elétrodo na raiz de um dente extraído é feita de

modo a que este entre em contacto com a base da restauração. O dente é devidamente selado para evitar fugas eléctricas através da estrutura normal do dente e imerso num banho eletrolítico. As fugas são avaliadas como descrito anteriormente.

- Mas esta técnica não é adequada para restaurações metálicas.

Desvantagens:

- Os materiais de ensaio são inseridos em cavidades de vidro lisas, enquanto as cavidades cortadas in vivo são rugosas, húmidas e têm energias de superfície variáveis que afectam a sua molhabilidade e a intrusão de material químico.
- Este estudo não reconhece/inclui as propriedades dieléctricas dos materiais de restauração (que podem mudar com o tempo à medida que a reação de presa ocorre)
- Pode haver uma falsa interpretação de que a fuga ocorre uniformemente ao longo das margens da restauração.

Vantagens:

- Técnica sensível com resultados quantificados.
- Este teste não exige a destruição da amostra e, portanto, permite que as alterações nas dimensões do interespaço sejam seguidas ao longo de um período de tempo.

a b

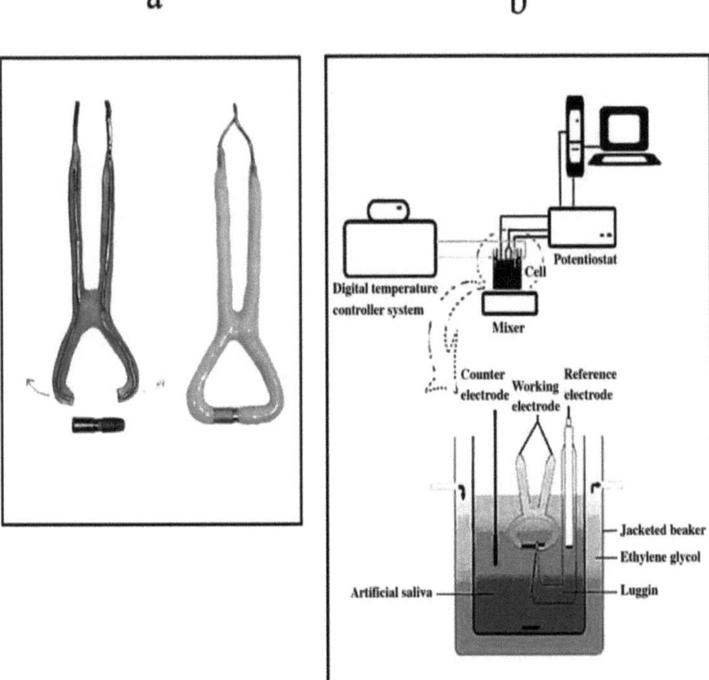

Fig. 42 : Aparelho de ensaio eletroquímico.

a. Duas pontas abertas flexíveis. Pinça de cobre e amostra coberta com resina epóxi.

b. Vista esquemática da célula eletroquímica e da montagem experimental.

II. <u>Monitorização eletrónica das fugas:</u>

- Este método permite um microfluxo eletrónico em tempo real através da recolha de várias leituras de amostras durante um período de tempo e da sua monitorização eletrónica.

Metodologia:

- Os espécimes são preparados de acordo com os requisitos.
- O sistema de medição do micrótomo é constituído basicamente por duas partes. Um reservatório de pressão constante e um sensor de micro pressão. A pressão constante é fornecida por um reservatório de pressão de aço inoxidável e está ligada, através dos valores, a um sensor de pressão eletrónico para monitorizar a pressão, o que permite um controlo preciso da pressão no reservatório e o valor da bomba permite que seja fornecida uma pressão constante à amostra a ser testada.
- O micro sensor de pressão consiste num transdutor de pressão piezo-resistivo, ligado a um amplificador de extensómetro com uma fonte de alimentação estabilizada. Isto fornece uma saída de 0,175 v/mm de alteração de pressão Hg no sensor. As alterações de tensão são constantemente monitorizadas num registador gráfico.
- As medições de microfugas são efectuadas num comprimento de tubo transparente de cloreto de polivinilo com diâmetro interior e exterior conhecido, ligado entre o reservatório de pressão e o sensor de pressão.
- Injecta-se um bolus de água na extremidade do sensor do tubo antes de se introduzir a amostra a partir dessa extremidade. Utiliza-se uma fita de matriz Tofflemire para selar o tubo à volta da amostra e do sensor de pressão. Aplica-se então uma pressão de ar constante ao bolus de água para forçar a passagem de

quaisquer microespaços à volta do enchimento da raiz e registam-se as alterações na pressão de ar no lado do sensor da amostra.

- Quando as leituras estiverem concluídas, é utilizada uma micro-seringa para injetar 1 mícron 1 de água no tubo entre o sensor e a amostra para calibrar o sistema. A calibração mede as alterações de pressão associadas à introdução de 1 ml de água.
- Utilizando este fator de proporcionalidade, as alterações de pressão medidas como resultado de microfugas podem ser convertidas em volume de fuga por unidade de tempo.

4. Exame micoscópico :

I. Microscópio eletrónico de varrimento :

- Proporciona um meio de observação visual direta da integridade marginal em termos de adaptação marginal dos materiais de restauração às paredes da cavidade devido à sua elevada ampliação e profundidade de focagem.

Metodologia:

- Os dentes são restaurados com os materiais de restauração desejados e montados em stubs e revestidos com ouro por pulverização catódica.
- Os defeitos a nível submicrónico podem ser observados com a ampliação necessária, como "X200", "XI00" e a avaliação final é feita com a ajuda de microfotografias.

Desvantagens:

- A técnica limita-se à avaliação dos dentes in vitro e não está orientada para a difusão e penetração.
- Tem um potencial para introduzir erros e artefactos relacionados com a distorção e o seccionamento da secagem.

II. Se Replicação e microscópio eletrónico de varrimento:

- A fim de melhorar a metodologia do microscópio eletrónico de varrimento, foi implementada a utilização de réplicas.

- Isto permite que a alteração do tamanho dos defeitos marginais seja seguida numa base longitudinal e pode ser aplicada clinicamente in vivo.

Metodologia :

- A técnica in vivo envolve réplicas feitas de restaurações experimentais diretamente após o acabamento da linha de base e, em intervalos de tempo requeridos, o seu limpador cavitário de superfície ativa, seguido de limpeza com solução de hipoclorito de sódio a 5%.
- Os líquidos são constantemente renovados durante os últimos 60 segundos, esfregando-os com bolas de algodão. Cada fase de limpeza é repetida duas vezes e é seguida de limpeza com água. As réplicas são então feitas com material de impressão de silicone de vinil das secções vestibular e lingual.
- As impressões negativas são replicadas com resina epoxídica para obter formas positivas que são montadas em suportes

metálicos e revestidas com ouro por técnica de evaporação padrão (pulverização catódica). Estas réplicas são examinadas com a ajuda de um microscópio eletrónico de varrimento.

- Todas as interfaces marginais são avaliadas com uma ampliação de "X200" e "XI000" e completadas com outra ampliação, se necessário.
- As avaliações finais são efectuadas em dupla ocultação das microfotografias com a ajuda do seguinte sistema de pontuação: Pontuação 1: sem aberturas marginais, sem deficiências.

Pontuação 2: ligeiras irregularidades marginais, sem lacunas ou fissuras.

Pontuação 3: irregularidades marginais graves, mas sem lacunas.

Pontuação 4: lacuna marginal, fenda com fundo visível em grande ampliação. Pontuação 5: lacunas graves com o fundo pouco visível.

- Para cada restauração, a qualidade da margem é determinada e descrita como percentagem do comprimento total da margem examinada nas microfotografias.

Vantagens:

- As réplicas podem ser repetidas em muitos intervalos de tempo sem alteração das estruturas que estão a ser avaliadas.
- Evita o encolhimento da amostra e outros artefactos normalmente associados à preparação de tecido biológico para exame.

5. **Outros :**

I. **Cáries artificiais :**

- Em 1960, Muhleman descreveu uma técnica designada por "técnica do gel ácido". As lesões produzidas por esta técnica foram estudadas sob luz polarizada e foram descritas duas partes: a lesão exterior (resultante do ataque primário da superfície do esmalte adjacente à restauração) e a lesão da parede da cavidade (formada pela microinfiltração de iões da gelificação acidificada em torno da restauração).
- Em 1967, Ellis e Brown utilizaram uma técnica bacteriana para produzir cáries secundárias artificiais na restauração de amálgama e no dente, significando assim o desenvolvimento de lesão cariosa para microinfiltração.
- As cáries artificiais são utilizadas para estudar a microinfiltração, produzindo-a de duas formas - cultura bacteriana (como feito por Ellis e Brown) ou sistema químico da técnica do gel acidificado (como descrito por Muhleman). No sistema de cáries artificiais, a superfície do esmalte é sujeita a um ataque constante de iões de hidrogénio (ou seja, a dissolução do mineral é controlada), enquanto o gel actua como barreira de difusão para o material dissolvido.

Vantagens:

- A utilização do microscópio de luz polarizada na avaliação da microinfiltração permite ao operador estabelecer a relação entre a microinfiltração e o desenvolvimento e a propagação de cáries secundárias.

- O microscópio de luz polarizada permite a quantificação dos resultados quando a profundidade da lesão é escolhida como um parâmetro mensurável. O grau de desmineralização também pode ser avaliado quantitativamente.
- A técnica do gel acidificado elimina os substratos externos e a microflora associada à formação de cáries naturais.
- A técnica do gel acidificado é eficaz na criação de uma lesão cariosa num curto espaço de tempo e a viscosidade do gel simula uma camada de placa bacteriana.

II. Percolação marginal:

- Nelson e outros popularizaram o estudo da abertura e fecho das margens das restaurações, submetendo-as a alterações de temperatura na boca e em dentes extraídos.

Metodologia :

- Os dentes são restaurados com as restaurações necessárias. Os dentes restaurados são então arrefecidos a 9 graus em água gelada e observados ao microscópio enquanto os dentes são aquecidos pelos dedos.
- À medida que a temperatura aumenta, se forem observadas gotas de água a sair das margens das restaurações, isto é indicativo de microinfiltração.
- Foi dito que a percolação marginal era causada por uma diferença no coeficiente de expansão térmica dos fluidos que ocupavam as fendas entre os dentes e as restaurações.

III. Método de infiltração de resina :

- Este método utiliza o resorcinol (resina de formaldeído) para avaliar a capacidade de selagem marginal/adaptação marginal entre a parede do canal radicular e o material de obturação do canal radicular a diferentes níveis.

<u>Metodologia:</u>

- Os espécimes preparados são revestidos com verniz de unhas 2 mm dentro da extremidade do ápice para evitar a penetração da resina através da superfície da raiz.
- A resina é preparada dissolvendo 1,4 g de resorcinol em 2 ml de solução de formaldeído a 40% a pH 8,2 com hidróxido de potássio aquoso saturado imediatamente antes da utilização.
- Para evitar a polimerização à temperatura ambiente, foi colocado gelo no tanque para evitar o sobreaquecimento e a polimerização prematura.
- Os dentes são imersos em solução de resorcinol formaldeído/resina durante 5 dias a 4 graus Celsius e a resina é deixada a polimerizar completamente durante 4 dias à temperatura ambiente.
- As amostras são então retiradas da resina e, após a remoção do verniz das unhas, são imersas/embutidas em resina epóxi e seccionadas horizontalmente a 1,5 mm (nível I), 2,5 mm (nível II) e 3,5 mm (nível ID) do ápice anatómico da raiz. As secções são depois imersas em ácido clorídrico durante alguns minutos para colorir a resina.

- Todas as secções transversais são iluminadas e visualizadas com uma ampliação de X25 com estereomicroscópio e são tiradas fotografias para análise das imagens.
- A área colorida com resina castanha escura na fenda em cada nível é medida utilizando um sistema pessoal de análise de imagem e a razão entre a área da resina e a área total é obtida como área de fuga média.
- Todos os espécimes são submetidos a ciclos térmicos e a ciclos de carga antes da análise, a fim de estimular as condições orais.
- **Termociclagem:** Um processo in vivo de submeter uma restauração e um dente a temperaturas extremas que confirmam as encontradas na cavidade oral.
- Nelson e outros foram os primeiros a demonstrar a percolação marginal devido a alterações térmicas e foi referido que a percolação marginal resultava de uma diferença no coeficiente de expansão térmica entre os tecidos dentários e o material restaurador e da expansão térmica dos líquidos que ocupam as fendas entre o dente e a restauração.
- Esta temperatura utilizada para a termociclagem varia entre 0 graus C para procedimentos in vitro (estes valores baseiam-se em trabalhos in vivo realizados por investigadores que utilizam termopares para medir a temperatura na superfície do dente durante a inibição de bebidas quentes e frias). O tempo utilizado para imersões alternadas dos espécimes em soluções quentes e frias varia entre 10 e 120 segundos.
- Após muitas investigações, foi aceite que a necessidade de

ciclagem térmica dependia da extensão da condutividade térmica do material de restauração em relação à sua massa. Foi ainda sugerido que, como o stress térmico actua rapidamente para produzir microinfiltração, não era necessária uma ciclagem prolongada. A microinfiltração também depende do número de ciclos empregues. O número de ciclos de temperatura geralmente empregues varia entre 1 e 2500.

- **Ciclo de carga:** A "percolação mecânica" implica a demonstração de factores mecânicos no ambiente oral que podem produzir uma pressão assimétrica nas obturações, bem como microespaços entre a restauração e a superfície do dente. A ciclagem mecânica dos dentes restaurados pode aumentar a quantidade de deformação, quer permanentemente, quer apenas enquanto o dente está sob tensão, levando a um aumento da microinfiltração.
- Assim, os ciclos térmicos e de carga ajudam a simular as condições intra-orais dos dentes restaurados para a avaliação da microinfiltração.

IV. Nanoleakage

- A nanofugagem pode ser definida como a difusão de pequenos iões ou moléculas no interior da camada híbrida na ausência de formação de lacunas.
- As moléculas de vestígios difundem-se nos canais que existem entre muitos materiais de restauração e as paredes da cavidade. O termo nanoinfiltração é utilizado para distinguir este tipo

especial de microinfiltração entre as regiões porosas basais da camada híbrida.

- Sano e outros deram à nanofuga o seu significado e propuseram que esta fuga dificilmente pode ser identificada com uma ampliação de "X 10-20" e só pode ser apreciada por microscopia eletrónica.

Metodologia:

- Os dentes recém-preparados são colocados em solução de nitrato de prata 3mol/L recém-preparada durante 24 horas no escuro. Depois de enxaguados em água da torneira durante um minuto, são imersos durante 8 horas numa solução de revelação fotográfica.
- Após o tempo especificado, os espécimes são lavados em água da torneira (para remover a solução de revelação fotográfica) e são cortadas secções de 0,5 mm longitudinalmente através do centro de cada espécime. As secções são secas ao ar e montadas num suporte de alumínio e revestidas a ouro.
- Os espécimes são examinados num SEM através de imagens de electrões secundários e retrodispersos e avaliados como a percentagem da superfície total de dentina cortada que é penetrada pelo nitrato de prata.
- Pontuação de fuga=P/L x 100
- Onde,

P= comprimento de penetração do nitrato de prata ao longo da interface resina/dentina. L= comprimento total da parede da cavidade dentinária na superfície de corte.

Desvantagens:

- A localização real dos nanoespaços não é clara na camada híbrida, uma vez que o feixe de electrões interage com a prata.
- A resolução limitada da radiação retrodifundida e as imagens de electrões secundários do SEM não permitem identificar a interação entre os componentes da camada híbrida e o nitrato de prata.

Modificação:

- Para avaliar a qualidade da camada híbrida, sugizaki sugeriu a utilização do microscópio eletrónico de transmissão.

Metodologia:

- Os espécimes são embebidos em resina epóxi antes de serem cortados em secções ultrafinas - os espécimes são colocados em solução de nitrato de prata seguida de solução de revelação fotográfica seguida de solução de revelação fotográfica. (como para a avaliação SEM).
- Em seguida, as amostras coradas com prata são fixadas em glutaraldeído a 1% em tampão cacodilato (0,1 M, pH 7,4) durante 1 hora - quatro a seis pequenos bastões rectangulares com a parte mais pequena inferior a 1 x 1 são seccionados a partir da superfície corada com prata numa direção perpendicular à superfície corada.
- As secções são examinadas ao microscópio eletrónico de transmissão para determinar a extensão exacta da penetração do ião de prata.

Nota: O SEM pode detetar a penetração do nitrato de prata, mas o microscópio eletrónico de transmissão detecta a distribuição exacta da prata na camada híbrida.

V. Microscópio de electrões :

Metodologia:

4- O manganês (ou outros elementos selecionados) é difundido através das margens da restauração em dentes vitais funcionais. Estes dentes são posteriormente extraídos e seccionados.

4- A microssonda é então utilizada para definir o percurso de difusão do manganês na estrutura dentária, bem como a profundidade de penetração.

4- Há estudos ainda em curso sobre este sistema de avaliação e esta seria a análise mais fiável e quantitativa do futuro.

VI. Fresagem por feixe de iões

Método utilizado para o corte em série preciso de dentes e restaurações "átomo a átomo", de modo a proporcionar uma visão menos distorcida da área a ser analisada.

Vantagens:

- Este método preciso de desbaste em série de estruturas duras eliminaria os artefactos criados pelo seccionamento com rebarbadoras metalúrgicas e papéis de carboneto de silício.
- Pode ser utilizado como suporte em estudos que utilizem a análise por ativação neutrónica, a microssonda eletrónica e o SEM.

- Este método de análise está ainda a ser avaliado e estão a ser estudados meios de normalização.

MÉTODOS PARA SUPERAR A MICROINFILTRAÇÃO COM O OBJECTIVO DE MELHORAR A INTEGRIDADE MARGINAL

- Há muitos factores que entram em jogo para reduzir a microinfiltração que são muitas vezes encarados de forma muito grosseira, reduzindo assim a eficiência de muitos materiais de restauração.
- O papel principal é desempenhado pelo dentista, uma vez que é da sua responsabilidade selecionar o material ideal e manipulá-lo adequadamente de modo a reduzir a microinfiltração através da obtenção de um bom selamento marginal.

Os factores a considerar minuciosamente pelo dentista são:

1. Seleção do material
2. Preparação do dente
3. Isolamento do campo de ação
4. Gestão da camada de esfregaço
5. Manipulação, colocação de vários materiais de restauração
6. Acabamento do restauro
7. Educação do paciente para manter uma boa higiene oral

1. Seleção do material : [166]

O material de restauração escolhido deve ter as seguintes qualidades para reduzir a incidência de microinfiltração e melhorar a adaptação marginal.

a. Boa ligação química ou física, ou uma combinação de ambas, à estrutura dentária.
b. Encolhimento mínimo no assentamento para evitar lacunas na interface da restauração com o dente.

c. Boa resistência (tanto em termos de resistência à tração como de resistência à compressão) para suportar as forças de mastigação.
d. Boa resistência ao desgaste para evitar qualquer tipo de inadequação na integridade marginal.
e. Ausência de condutividade térmica.
f. Ausência de manchas e propriedades corrosivas para aumentar a longevidade do material.
g. Estabilidade dimensional.
h. Bio-compatibilidade.
i. Coeficiente de expansão térmica correspondente ao da estrutura dentária.
j. Deve ser fácil de armazenar, manipular, colocar e terminar, de modo a ser conveniente para o dentista melhorar o seu desempenho clínico.
k. Não existe um único material de restauração que ofereça todas as propriedades acima referidas. Assim, o dentista deve ser capaz de decidir sobre o material de restauração ideal, dependendo da cavidade, utilizando os seus conhecimentos clínicos para ajudar na boa integridade marginal de cada restauração.

2. **Preparação do dente :**

- A preparação da superfície do dente depende apenas da extensão da região e da escolha do material de restauração a ser utilizado.
- A preparação da superfície do dente deve sempre suceder à

seleção do material para permitir ao dentista preparar a superfície do dente para um bom selamento marginal.

- As cavidades preparadas para **restaurações de ouro** devem ser de natureza angular e as margens arredondadas da superfície da cavidade devem ser biseladas com esmalte parcial por baixo, de modo a que o bisel fique na direção das hastes de esmalte e inclua $1/4^{th}$ da parede de esmalte. Isto tem como objetivo cobrir as margens do esmalte com ouro para uma adaptação adequada. Na cavidade de classe II para ouro direto, as margens facial e lingual devem ser estendidas primeiro para além da área de contacto. O mesmo bisel de 45 graus é aplicado nas áreas facial e lingual.[167]
- As cavidades preparadas para **amálgama de prata** devem ter todas as margens da superfície do cavo a 90 graus na direção das hastes de esmalte. Todas as hastes de esmalte não suportadas devem ser removidas para um selamento marginal adequado. Qualquer chanfradura na margem da superfície do cavo resultaria em abatimento da restauração, uma vez que a resistência da borda da amálgama é menor. Na margem gengival, é feito um bisel de 20 graus para remover o esmalte não suportado e colocar a margem da superfície da cavidade na direção do esmalte e colocar a margem da superfície da cavidade na direção da haste de esmalte, o que é feito para assegurar uma boa adaptação marginal ao nível gengival. As margens facial e lingual das cavidades de classe II são colocadas primeiro para além da área de contacto para uma boa adaptação marginal.[168]

- **No caso do cimento de ionómero de vidro**, deve existir uma boa quantidade de superfície dentária para que a adesão entre a restauração e a superfície do dente ocorra. O corte inferior pode ser efectuado em cavidades pouco profundas e as margens da superfície da cavidade devem ser biseladas a 45 graus C para assegurar um bom selamento marginal.[169]

- **Para as resinas compostas**, é necessário envolver a superfície do esmalte pelo menos o dobro da área da cavidade a ser restaurada. Quando o condicionamento ácido é utilizado em conjunto com a preparação da cavidade, os seguintes biséis devem ser tidos em conta para assegurar um selamento marginal adequado:[170,171]
    a. Bisel parcial: envolve l/3rd a1 ⁄2 do poço de esmalte a 45-70 graus das paredes da cavidade. Utilizado quando a cavidade não é de natureza retentiva.
    b. Bisel longo: a parede de esmalte é biselada a 45-70 graus em relação à parede da cavidade e é utilizada quando a cavidade não é retentiva por natureza.
    c. Chanfro oco: 2/3 da espessura do esmalte é retificado de forma côncava, de modo que a margem da cavidade tenha um ângulo reto cavosuperficial com uma junta de topo entre o dente e a restauração usada em áreas inacessíveis.
    d. Margens recortadas: utilizadas em conjunto com parciais de nível longo para aumentar a área de superfície, bem como as irregularidades do esmalte a ser condicionado. Utilizado nos casos em que o esmalte condicionado irá desempenhar um papel vital na retenção da restauração.

e. Contorno do esmalte: utilizado em lesões onde existem poucas ou nenhumas paredes circundantes e o esmalte condicionado será o modo de retenção para a restauração. O esmalte circundante é envolvido sob a forma de contorno para o efeito.

- **Para a restauração intracraniana com gesso**, a área mais vulnerável é a área da junção do cimento dentário com o gesso. Deve ser dada especial atenção a esta área para preparar estas periferias marginais para uma relação mais favorável entre o dente preparado, o cimento de cimentação e o molde de restauração. Esta anatomia marginal periférica da preparação é designada por "ligação circunferencial" e tem normalmente a forma de um bisel para as paredes oclusais e gengivais:
- Para as resinas compostas, é necessário envolver a superfície do esmalte pelo menos o dobro da área da cavidade a ser restaurada. Quando o condicionamento ácido é utilizado em conjunto com a preparação da cavidade, os seguintes biséis devem ser tidos em conta para assegurar um selamento marginal adequado: [170,171]

a. Bisel parcial: envolve $^{1}/_{3}^{rd}$ a ½ do poço de esmalte a 45-70 graus das paredes da cavidade. Utilizado quando a cavidade não é de natureza retentiva.

b. Bisel longo: a parede de esmalte é biselada a 45-70 graus em relação à parede da cavidade e é utilizada quando a cavidade não é retentiva por natureza.

c. Chanfro oco: $2/3^{rd}$ da espessura do esmalte é retificado de forma côncava, de modo que a margem da cavidade tenha um ângulo reto cavosuperficial com uma junta de topo entre o dente e a restauração usada em áreas inacessíveis.

d. Margens recortadas: utilizadas em conjunto com parciais de nível longo para aumentar a área de superfície, bem como as irregularidades do esmalte a ser condicionado. Utilizado nos casos em que o esmalte condicionado irá desempenhar um papel vital na retenção da restauração.

e. Contorno de esmalte: Utilizado em lesões onde existem poucas ou nenhumas paredes circundantes e o esmalte condicionado será o modo de retenção para a restauração. O esmalte circundante é envolvido sob a forma de contorno para o efeito.

➢ **Para a restauração de gesso intracraniano,** a área mais vulnerável é a área da junção do cimento dentário com o gesso. Deve ser dada especial atenção a esta área para preparar estas periferias marginais para uma relação mais favorável entre o dente preparado, o cimento de cimentação e o molde de restauração. Esta anatomia marginal periférica da preparação é designada por "ligação circunferencial" e, normalmente, está na forma de bisel para as paredes oclusais e gengivais:

a. **Bisel parcial:** envolve parte da parede do esmalte, não excedendo 2⁄3rd das suas dimensões, normalmente utilizado para aparar hastes de esmalte fracas das periferias marginais.

b. **Bisel curto:** inclui toda a parede do esmalte, negligenciando a dentina. Normalmente para ligas de ouro.

c. **Bisel longo:** inclui toda a parede do esmalte e a parede da dentina. Normalmente utilizado nos casos em que nenhum bisel é aplicável/prático, uma vez que compromete a resistência, bem como a forma de retenção. Normalmente utilizado para ligas de cromo-cobalto.

d. **Contra-chanfro:** Normalmente nos casos em que a proteção e o apoio das cúspides são essenciais.

e. **Chanfro esmerilado oco:** Normalmente utilizado para preparação especial para melhorar a capacidade do material, a retenção e a resistência a tensões. Permite mais espaço para a massa de material fundido e é utilizado para cromo-cobalto e cerâmica fundível.

- Para as paredes faciais e linguais, preconiza-se o alargamento primário e secundário para obter uma ligação circunferencial. O alargamento primário é semelhante a um bisel longo com uma angulação específica de 45 graus em relação às paredes dentinárias internas e é utilizado para ligas ou cerâmicas fundíveis. O alargamento secundário é um plano plano sobreposto a um alargamento primário sem qualquer angulação específica.
- Para restaurações extracoronárias,[172] a amarração circunferencial teria uma das seguintes caraterísticas como uma conjunção importante:

a. **Linha de acabamento de chanfro:** consiste em pouco envolvimento do dente e fornece uma borda de terminação definitiva para a preparação marginal. Adequado para Sold, ligas com baixo teor de ouro e ligas sem ouro.

b. **Linha de acabamento em gume de faca:** utilizada em dentes permanentes jovens. Envolve uma estrutura dentária mínima (apenas esmalte) e é utilizada para ligas fundíveis e polidas (ligas de ouro).
c. **Linha de acabamento do ombro:** envolve a maior parte da estrutura do dente e é perpendicular à parede axial. Normalmente utilizada para cerâmica.
d. **Linha de acabamento de ombro biselado:** envolve a maior parte da estrutura dentária e é utilizada quando é necessário o máximo de volume do material fundido. Semelhante ao pavimento gengival ou a uma restauração intra-coronal de uma forma relativa e é utilizada para ligas de crómio-cobalto e cerâmicas fundíveis.
e. Chanfro retificado oco: envolve a maior parte da estrutura do dente e é semelhante a um chanfro exagerado ou a um ombro côncavo chanfrado. Utilizado para materiais com capacidade limitada, como ligas de crómio-cobalto e cerâmicas fundíveis.

Tem sido evidente, uma e outra vez, que a fundição geralmente não consegue obter uma vedação completa com a superfície do dente. Se a preparação estiver em ângulo reto com a parede, criando uma margem de ombro, esta estará sempre aberta na mesma medida em que a fundição não se adapta. Se for preparada uma margem que fecha com um ângulo de 45-60 graus em vez de um ângulo reto, então a distância horizontal entre a fundição e a margem do dente é diminuída.

Este bisel de 45-60 graus também reduz a exposição de metais nas margens, permitindo assim um volume adequado de porcelana sem contrariar demasiado e melhorando a estética da restauração.

3. **Isolamento do campo operatório**

- Um campo operatório seco e limpo é altamente obrigatório para obter uma boa integridade marginal através do controlo de quaisquer depósitos estranhos, saliva e controlo da humidade.
- **Dique de borracha:** ajuda não só no isolamento, mas também na concentração do operador para evitar todos os aspectos vitais que podem prejudicar a integridade marginal.
- **Ejectores de saliva:** ajudam a obter um campo absolutamente seco e limpo, especialmente para restaurações de compósito e GIC que dependem do campo para a sua longevidade e adaptação marginal adequada.
- **Rolos de algodão:** ajudam a bloquear toda a saliva que entra em contacto com a restauração e prejudica a sua integridade marginal.
- Cordas de retração: ajudam a manter o campo seco e a visão clara para o operador,
- Anti-sialogogos: ajudam a reduzir o fluxo salivar para obter um campo seco.

4. **Gestão da camada de esfregaço:**

- O termo smear layer designa quaisquer resíduos deixados na dentina produzidos iatrogenicamente pelo corte não só do esmalte, mas também da dentina, do cemento e dos resíduos do canal radicular.
- A gestão da smear layer causa muitas dúvidas na medicina

dentária restauradora, uma vez que tem sido difícil decidir se a smear layer produziu defeitos benéficos ou prejudiciais.

- O processo de obtenção de uma boa ligação entre o esmalte e os materiais de restauração à base de resina envolve a utilização de um condicionador no esmalte para provocar uma dissolução selectiva com a microporosidade resultante. A resina que penetra na microporosidade é polimerizada para formar uma ligação micro-mecânica ao esmalte. É o esmalte condicionado, que tem uma elevada energia de superfície, que permite que a resina penetre prontamente na microporosidade.
- Tradicionalmente, tem sido recomendado um tempo de aplicação de 60 segundos para o condicionamento do esmalte com ácido fosfórico a 30-40%. Estudos recentes de SEM revelaram que um tempo de condicionamento tão breve como 15 segundos proporciona a mesma rugosidade de superfície que um tempo de condicionamento de 60 segundos. Alguns estudos também revelaram que o ácido maleico a 10% e o ácido nítrico a 2,5% condicionam o esmalte de forma tão eficaz como o ácido fosfórico a 37%. O condicionamento da dentina remove a camada de smear layer e abre os túbulos, permitindo um fluxo positivo de fluido dentinário, o que leva a um aumento da humidade da superfície dentinária. Em caso de fuga marginal, o trajeto para a polpa resultaria em irritação e sensibilidade. Por isso, recomenda-se uma base GIC forte sobre a dentina de todas as paredes da cavidade antes do condicionamento ácido das

margens do esmalte.

- Na endodontia, a smear layer contendo produtos bacterianos permitiria a formação de um reservatório de potenciais irritantes. O uso alternativo de hipoclorito de sódio e EDTA removeria a smear layer e, consequentemente, melhoraria a integridade dos selantes e materiais obturadores em relação à dentina.
- Os vernizes cavitários são conhecidos por serem utilizados como uma barreira dos selantes e materiais obturadores à dentina.
- Sabe-se que os desincrustantes de cáries são utilizados como barreira contra a penetração de fluidos orais ou irritantes, reduzindo assim as microinfiltrações, uma vez que reduzem a permeabilidade da dentina para cerca de 65%.

5. Manipulação e colocação de determinados materiais de restauração:

A manipulação do material é o aspeto mais importante que o dentista deve considerar na adaptação do material à estrutura do dente, uma vez que a manipulação incorrecta de um material de restauração ideal pode causar o fracasso de toda a restauração

Ouro direto:

A perícia do dentista, as dimensões e a forma da face do condensador, as dimensões da cavidade preparada e a dinâmica do sistema de compactação desempenham um papel fundamental para evitar e conseguir um bom selamento marginal.

Ionómero de vidro:

- Deve ser respeitado o rácio pó-líquido recomendado pelo fabricante. Ao reduzir a proporção, as propriedades são afectadas negativamente e a suscetibilidade à degradação em ambiente oral aumenta.
- O tempo de mistura não deve exceder 40-60 segundos. Estão disponíveis cápsulas que contêm pó líquido pré-proporcionado, que é misturado numa máquina. Isto garante óptimas propriedades físicas e uma relação líquido-pó ideal.
- Após a colocação do cimento na cavidade, é imediatamente aplicada uma banda de matriz para proporcionar uma integridade adequada da superfície e procedimentos mínimos de acabamento.
- Uma única camada de verniz ou de um agente de ligação de resina fotopolimerizável de componente único é revestida para tornar a restauração impermeável.
- São utilizados instrumentos manuais para terminar as margens do restauro para evitar a abertura de valas.

Amálgama de prata:

Tabela 4: Seguem-se as causas e os resultados das falhas das restaurações de amálgama de prata que levam à microinfiltração:

Causes	Results
Improper mercury alloy ratio	Amalgam shrinks on setting

Over trituration	Amalgam shrinks on setting
Under trituration	Amalgam is weak and porous
Excessive force on pestle while mixing	Amalgam sets slowly and shrinks.
Insufficient mercury ratio	Incomplete amalgamation
Excess mercury in finished restoration	Low compressive strength of restoration
Contamination of amalgam with sweat from fingers.	Restoration is porous and causes high degree to delayed expansion.
Inserting excessive amount of amalgam into cavity	Impossible to condense properly causing porosity and deficient margins.
Initiation of condensation with large condensers.	Undercuts and margins do not get filled leading to deficient margins.
Amalgam squeezed too dry	Lack of cohesion of layers leading to a weak restoration
Failure to condense amalgam at margins.	Marginal defects, micro leakage
Restoration carved from the amalgam to enamel	Produces marginal deficiencies and micro leakage
No wedges used	Gross overhang left under gingival Deficient contact area Micro leakage
Condensing amalgam with serrated condensers with old amalgam	Old amalgam may contaminate and weaken the restoration
Failure to polish	Tarnish and corrosion
Burnishing set amalgam	Breaks up superficial crystalline structure

	Release of mercury microleakage

Resinas compostas:

- O principal objetivo é reduzir ao máximo a contração da polimerização, uma vez que este é um dos principais factores que contribuem para a microinfiltração.
- A profundidade de polimerização da maioria dos materiais disponíveis é de 2-3 mm, o que torna a polimerização incremental um procedimento obrigatório, uma vez que melhora a profundidade de polimerização, minimiza a retração e direciona a retração para a estrutura dentária.
- Durante a substituição da parede perdida, a aplicação da matriz, do retentor da matriz e das cunhas é um aspeto essencial. Para permitir a máxima proximidade do compósito à fonte de luz, foram desenvolvidas matrizes transparentes, tensores de matriz não bloqueantes e cunhas transmissoras para substituir a matriz de aço inoxidável convencional e as cunhas de madeira.
- A força exercida pela contração do compósito fotopolimerizável na direção da fonte de luz leva à separação entre a fonte de luz e a margem, especialmente nas áreas proximais. Ao utilizar cunhas transmissoras, 90% da luz é direcionada lateralmente para o espaço dentário interno. A polimerização da primeira camada é efectuada por meio de irradiação direta através da cunha. A seguir, o feixe de luz adicional, vindo da direção oclusal, constitui o segundo estado.

- Na restauração indireta de compósito, a polimerização do compósito na caixa de luz assegura uma polimerização completa, para além da polimerização regular utilizando a pistola de polimerização correta. Isto reduz a microinfiltração ao compensar a contração da polimerização.

Restaurações em gesso:

Uma boa impressão é um pré-requisito importante para obter uma boa vedação marginal ou adaptação da restauração final, o encolhimento do padrão de cera devido à diferença de temperatura entre a temperatura de preparação do padrão de cera e a temperatura de ajuste do revestimento e o encolhimento da fundição da restauração leste é compensado como

Contração da cera + contração da fundição = expansão da cera + expansão da fixação do material de revestimento + expansão microscópica do material de revestimento + expansão interna do material de revestimento.

- O encolhimento da porcelana durante a cozedura é compensado pela condensação adequada do pó por
  a. Técnica de vibração.
  b. Técnica de compactação.
  c. Técnica do pincel.
- A embalagem densa de pó oferece 2 vantagens
  a) Baixa porosidade da porcelana cozida.

b) Baixa retração de cozedura.

A tensão superficial da água é a força elementar na condensação.

Cimentos:

- Quanto maior for o rácio de pó em comparação com o rácio de líquido, menor será a dissolução e a desintegração do cimento, o que ajuda a obter uma boa vedação marginal.

6. Acabamento do restauro:

- O acabamento e o polimento corretos da restauração dentária eliminam a rugosidade residual da superfície que, se negligenciada, pode levar à acumulação de placa bacteriana, irritação gengival, estagnação dos alimentos, corrosão, dissolução e desintegração dos materiais de restauração, conduzindo a microinfiltrações.
- No caso da amálgama de prata, o brunimento pré-carve é efectuado durante 15 segundos após a conclusão da condensação, com o movimento a partir do centro em direção às margens do esmalte. Utilizando o esmalte como guia, é efectuado um entalhe suave a partir do esmalte em direção às margens do esmalte. Utilizando o esmalte como guia, é feito um entalhe suave do esmalte em direção ao centro para reproduzir a anatomia natural da superfície oclusal. Utiliza-se um polidor maior com carga para o polimento final ou polimento pós-esculturas. O polimento é efectuado após 24 horas para permitir mais ajustes dos contactos oclusais e das anatomias proximais. O polimento deve ser efectuado sob pulverização de ar e água para minimizar a geração

de calor e a libertação de vapor de mercúrio.

- Para o ionómero de vidro, os clínicos recomendam um intervalo de 24 horas antes do acabamento final e do polimento. Para o efeito, são utilizados discos flexíveis com diferentes graduações. O estado húmido é obrigatório para o acabamento das restaurações de ionómero de vidro e o corte a seco pode desidratar o ionómero de vidro, causando uma falha a seu tempo. No final, utiliza-se um agente de ligação ao esmalte ou à dentina para proteger a restauração.
- No caso dos compósitos, a remoção de saliências grosseiras, o contorno e o acabamento podem ser efectuados imediatamente. O acabamento final e o polimento são geralmente recomendados após 24 horas. Quando são utilizadas coroas de tiras ou formadores de coroas, o polimento da restauração é evitado para prevenir a perda de margens lisas. O carboneto em forma de chama é normalmente utilizado para efeitos de acabamento. Os discos Soflex ou pop on são utilizados para o polimento.

7. **Educação do paciente para manter uma boa higiene oral:**
   - A manutenção de uma boa higiene oral é essencial para a longevidade das restaurações. O aconselhamento da patente sobre os métodos para manter uma boa higiene oral, juntamente com a demonstração de um polimento correto e do uso do fio dental, ajudará na prevenção da integridade das restaurações marginais.
   - A educação do paciente é o capítulo final do produtor de restauração, que é muito essencial.

AVANÇOS RECENTES

Reconhecendo a tendência do material de restauração para ter um desempenho comprometido devido a vários factores que já foram discutidos anteriormente, estão a ser realizados muitos projectos de investigação constantes para criar materiais mais recentes que não só compensem os compromissos dos materiais de restauração de cobertura, como também ofereçam muito mais vantagens que, finalmente, contribuam para reduzir a microinfiltração a níveis mínimos. Alguns dos materiais de restauração mais recentes, que são o resultado de tentativas persuasivas por parte do género humano, são enumerados a seguir,

1. **Ligas de gálio:**

- Basicamente, foi desenvolvido para substituir a amálgama dentária contendo mercúrio, mantendo os efeitos perigosos causados pelo envenenamento por mercúrio.
- A liga de gálio apresentou uma expansão de fixação superior à de outras amálgamas, bem como superior às normas ISO.
- O valor da fluência foi superior ao da amálgama.
- A melhoria das propriedades de manuseamento e das propriedades físicas vitais continua a exigir uma atenção especial.
- Galloy teve um desempenho equivalente ao de Aristaloy no que diz respeito à integridade marginal 311(1 bulk fracture. Assim, o Galloy pode ser considerado um substituto interessante na prática endodôntica.

- Cimento de ionómero de vidro de presa rápida que não é pegajoso, permitindo assim uma consistência densificável, bem como uma aplicação rápida e fácil.
- Outra vantagem é que pode ser facilmente polido é que pode ser facilmente polido é que pode ser facilmente polido é que pode ser facilmente polido utilizando água pulverizada imediatamente após a aplicação, sendo uma camada de verniz adequada para a proteção do restauro.
- A desidratação não produz fissuras, proporcionando assim uma boa margem

  selo.
- A profissão requer uma alternativa à amálgama de prata menos sensível à técnica do que a resina composta, para situações posteriores difíceis e de maior dimensão, as ligas de gálio, no seu estado atual de desenvolvimento, não fornecem a resposta.
- Efetivamente, o fabricante do Galloy retirou voluntariamente o produto do mercado, na pendência de uma reformulação e do desenvolvimento de novos sistemas de administração.
- Foi estabelecido que as ligas de gálio-paládio possuem uma série de propriedades que as podem tornar superiores à amálgama dentária como material de restauração dentária.
  1. Uma capacidade de "molhar" a estrutura do dente.
  2. Forças mais elevadas e maior resistência ao fluxo.
  3. Maior retenção da resistência a temperaturas mais elevadas.
  4. Um coeficiente de expansão térmica mais próximo do dos

dentes humanos.

- Atualmente, o único obstáculo óbvio à utilização de ligas de gálio-paládio em obturações dentárias é o conhecimento inadequado da sua tolerância tecidular e da sua estabilidade no ambiente oral.
- Existe uma margem de manobra considerável para ligar o paládio a outros metais nobres, a fim de melhorar as propriedades das ligas de gálio-paládio.

2. Cimento de ionómero de vidro modificado por resina:

- Os ionómeros de vidro modificados com resina (RMGIC) foram introduzidos para ultrapassar os inconvenientes dos ionómeros de vidro convencionais através da adição de uma pequena quantidade de monómero de resina, como o metacrilato de 2-hidroxietilo (HEMA) ou o Vis-GMA, ou através da modificação do poliácido com cadeias laterais fotopolimerizáveis.
- Estas modificações resultaram em propriedades mecânicas, estéticas e de manuseamento melhoradas, numa menor sensibilidade à humidade ou à desidratação, numa diminuição do tempo de presa e num aumento do tempo de trabalho, o que mantém as vantagens do GI.
- São conhecidas duas reacções de endurecimento no RMGI: Uma reação ácido-base lenta e clássica que começa com a mistura do cimento e continua até 24 horas ou mesmo 1 semana e uma reação de polimerização mais rápida dos monómeros incorporados que é activada pela exposição à luz visível.
- O ionómero de vidro modificado por resina, como material

híbrido entre o IG e o compósito de resina, pode aderir às estruturas dentárias através da ligação iónica do ácido poliacrílico com a hidroxiapatite e do entrelaçamento micro-mecânico do componente monomérico numa superfície de dentina parcialmente desmineralizada e sem camada de esfregaço.

- Os primários auto-condicionantes, como o Vitremer primer, modificam a smear layer e melhoram a molhabilidade da dentina e a penetração do monómero na mesma.
- Numa tentativa de maximizar a ligação química, a aplicação de fosfopeptídeo de caseína - fosfato de cálcio amorfo (CPP-ACP) após o condicionamento da cavidade pode ser um procedimento promissor para fornecer um substrato reativo através da deposição de fosfato de cálcio.
- Até à data, não existe nenhum estudo publicado sobre o efeito do pré-tratamento com CPP-ACP no selamento marginal das restaurações de RMGI ou na capacidade de ligação do RMGI às estruturas dentárias.
- O selamento marginal demonstrou ser melhorado quando a fotopolimerização da RMGI sobre ACP-CPP ou dentina tratada com condicionador de cavidade é atrasada; nestas situações, o selamento do esmalte não foi alterado.
- A pontuação média mais baixa de microinfiltração na margem da dentina é atingida no caso de ativação de luz atrasada para o condicionador de cavidades mais o pré-tratamento ACP-CPP e para o condicionador de cavidades sozinho na margem do

esmalte.

- Por conseguinte, as restaurações de RMGI podem beneficiar das vantagens do pré-tratamento com ACP- CPP nas cavidades, aumentando o potencial de remineralização do RMGI.
- A sua capacidade de reduzir a microinfiltração com uma boa ligação à dentina e de reduzir a sensibilidade torna-o muito útil.
- A ação libertadora de flúor, juntamente com a capacidade de fotopolimerização, torna-o um excelente revestimento para ser utilizado com amálgama de prata e resina composta.

3. **Resina composta modificada com poliácidos:**

- As resinas compostas modificadas com poliácidos, conhecidas trivialmente como compómeros, são um grupo de materiais estéticos para a restauração de dentes danificados por cáries dentárias.
- Foram introduzidos na profissão no início dos anos 90 e foram apresentados como uma nova classe de material dentário concebido para combinar a estética das resinas compostas tradicionais com a libertação de flúor e a adesão dos cimentos de ionómero de vidro.
- O único motivo de preocupação tem sido a descoloração marginal incipiente em torno de certas restaurações que estão a ser investigadas.
- Relativamente aos problemas de integridade marginal, uma baixa percentagem de restaurações demonstrou descoloração marginal.
- O principal fator que contribui para a descoloração marginal são

as pequenas fracturas.

- As restaurações de compósito de resina demonstraram uma maior taxa de descoloração marginal do que o compómero examinado.

4. Compósito condensável posterior indicado para dentes posteriores:

- As propriedades inerentes incluem alta densidade, resistência ao desgaste comparável à amálgama dentária e excelente integridade marginal com apenas 2,2% de contração de polimerização.

5. Resina composta fluida:

- A distribuição do material a partir da compilação facilita a colocação em cavidades de classe III, IV e V.
- A propriedade fluida faz com que o material se adapte bem à estrutura dentária.
- Tendo em conta a sua viscosidade, consistência, caraterísticas de manuseamento e sistema de entrega, um compósito forte e fluido é uma escolha adequada como revestimento da dentina cortada.
- A sua capacidade de adaptação à estrutura dentária preparada permite-lhe criar uma união íntima com os defeitos microestruturais da preparação da cavidade antes da colocação do compósito de restauração.
- O compósito fluido superfilled é um excelente material para utilizar nas caixas proximais em preparações de Classe II devido à sua resistência, bem como à sua adaptação superior à matriz e

aos limites da preparação.

- Quando utilizado como incremento inicial nas caixas proximais, alguns investigadores registaram uma redução da microinfiltração nas margens do esmalte.

6. **Agregado de trióxido mineral:**

- O MTA é um material de preenchimento de extremidades radiculares. Os investigadores demonstraram que a deposição de cristais de apatite na interface MTA-dentina melhora a capacidade de selamento do MTA. 189 Além disso, outras caraterísticas especiais do MTA, tais como a sua biocompatibilidade, tornaram-no um padrão de ouro para comparar outros materiais dentários. Torabinejad et al. compararam a adaptação marginal do MTA com alguns outros RFM comerciais por meio de MEV. Os seus resultados indicaram que o MTA tinha a melhor adaptação do que a amálgama, o Super - EBA e o IRM. Um resultado SEM semelhante foi relatado por outro estudo no qual o MTA teve melhor adaptação marginal. Peters comparou a adaptação marginal do super - EBA e do ProRoot MTA como RFM. Além disso. Ambos os materiais mostraram uma excelente adaptação marginal antes da aplicação de força. Alterando a pressão oclusal, a continuidade das margens diminuiu ligeiramente, mas permanece suficientemente elevada.

7. **Bio-dentina:**

- Bio dentine é um pó fino hidrofílico composto por uma

composição de pó modificada de MTA através da adição de aceleradores de presa e amaciadores e uma nova formulação de cápsula predisposta para utilização num dispositivo de mistura.

- Tudo isto melhorou consideravelmente as propriedades físicas deste material, tornando-o muito mais fácil de utilizar.
- A adesão micromecânica da bio-dentina é causada pelo efeito alcalino durante a reação de presa.
- O pH elevado faz com que os tecidos orgânicos se dissolvam para fora do túbulo dentinário.
- O ambiente alcalino na área limite de contacto entre a bio-dentina e a substância dura do dente abre um caminho através do qual a massa de substituto da dentina pode entrar na abertura exposta dos canalículos da dentina.
- Isto permite que a bio-dentina seja encaixada na dentina por meio de inúmeros cones microscópicos, criando uma ancoragem estável com um efeito de selagem e estanqueidade às bactérias.
- A Bio dentine TM também apresenta capacidades de selagem melhoradas e propriedades mecânicas que são muito semelhantes às da dentina (módulo de elasticidade de 22 GPa, resistência à compressão de 220 MPs e microdureza de 60 (VHN)
- O Bio dentine apresenta resistência à microinfiltração tanto no esmalte como na dentina, em comparação com o Fuji II LC. Para além da formação de cristais de apatite, a nanoestrutura do silicato de cálcio hidratado pode também explicar as boas qualidades de selamento do cimento de silicato de cálcio.

8. **CAD-CAM:**

- Desenho assistido por computador - A fresagem assistida por computador ofereceu novas perspectivas no fabrico de restaurações indirectas de porcelana. O dispositivo CAD-CAM digitaliza e armazena eletronicamente os parâmetros de preparação da cavidade e, em seguida, o dispositivo de fresagem computorizada é utilizado para a restauração a partir de um bloco de cerâmica. Para este efeito, é utilizada uma câmara de vídeo de infravermelhos em miniatura. As restaurações preparadas com estes instrumentos de alta precisão e métodos de processamento avançados terão certamente um melhor ajuste e uma boa vedação marginal.
- Os sistemas CAD/CAM oferecem a automatização dos procedimentos de fabrico com qualidade normalizada num período de tempo mais curto. Têm o potencial de minimizar as imprecisões na técnica e reduzir os riscos de contaminação cruzada infecciosa. Permitem a aplicação de novos materiais de elevada resistência com uma biocompatibilidade excecional combinada com uma resistência mecânica adequada, provisões para desenhos estéticos, excelente precisão de ajuste e longevidade.

9. **Cerómero:**

- O polímero optimizado para cerâmica é um material de taco leve utilizado como restauração indireta, especialmente para facetas. As propriedades físicas são bastante prometedoras, mas são essenciais estudos clínicos a longo prazo para avaliar a adaptação marginal da retração da polimerização.

10. **Nanotecnologia:**

- Trata-se de um domínio moderno da química que acrescenta novas dimensões à colagem do esmalte e da dentina.
- O principal objetivo do desenvolvimento desta tecnologia era reduzir as microfugas.
- O tamanho das partículas de enchimento foi reduzido para 7 mícrones (menos de 1% do tamanho do enchimento composto), que é inferior ao tamanho do diâmetro do túbulo dentinário.
- O nanofiller desempenha um papel adicional de reticulador para reforçar o adesivo de baixa viscosidade e o reforço por um filler acrescenta uma adesão superior e caso

de manuseamento.

11. **Chanfros internos para restaurações de compósito:**

- As investigações avaliaram os efeitos do esmalte intencionalmente minado (bisel interno) ao longo das margens cervicais do compósito de classe I e concluíram que este reduziu a fuga marginal em comparação com a preparação da cavidade da junta de topo.

12. **Utilização de duas pistolas de fotopolimerização:**

- No estudo, o primeiro incremento foi polimerizado simultaneamente nas áreas gengival e lingual através de uma cunha reflectora com uma banda de matriz transparente durante 60 segundos e *40 segundos*.

- Verificou-se que este procedimento reduz o encolhimento da polimerização, contribuindo assim para minimizar a microinfiltração. Estão a ser feitas mais investigações para normalizar o procedimento.

13. O conceito de monobloco em Endodontia:

- O termo Monobloco foi introduzido pelo Dr. Pierre Robin em 1902 no campo da Ortodontia, que se refere a uma "unidade única", enquanto que em endodontia a palavra monobloco representa um espaço preenchido de forma compacta com o substrato de ligação e o material do núcleo que constitui diferentes interfaces de material.
- Com base nestas interfaces, os monoblocos são classificados em monoblocos primários, monoblocos secundários e monoblocos terciários.
- Para satisfazer as normas, o monobloco deve possuir uma resistência de ligação adequada, bem como um módulo de elasticidade comparável ao da dentina.

- A capacidade de adesão desses monoblocos no canal radicular apresenta algumas controvérsias que não asseguram o selamento perfeito e também estão associadas a variações no módulo de elasticidade dos materiais obturadores à base de resina em relação ao da dentina.

- **Monobloco primário - A** interface circunferencial única formada entre a parede do canal radicular e o material obturador é designada por "Monobloco primário
- Egs. Agregado de trióxido mineral (MTA), hydron, sistemas pós-core de fibras de polietileno, Biogutta.
- Os materiais em monoblocos primários podem ser manipulados facilmente, não são irritantes, têm uma adaptabilidade aceitável e têm a capacidade de calcificar mesmo que sejam forçados a sair do canal acidentalmente.

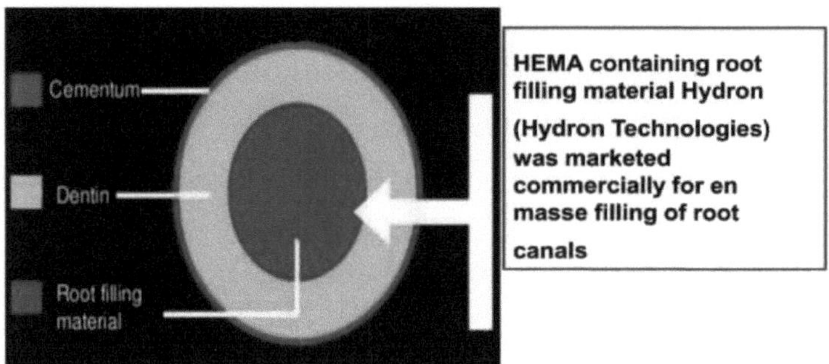

Fig 43.1 : Monobloco primário

- **Monobloco secundário - O** sistema no qual se formam duas interfaces circunferenciais, uma entre o cimento e o material do núcleo e outra entre o cimento e a dentina, é classificado como "monobloco secundário".

- Ex: Resilon, postes reforçados com fibras. Um vidro bioativo com base em policaprolactona, como o resilon, apresenta uma boa capacidade de ligação com o selante através do processo de polimerização.

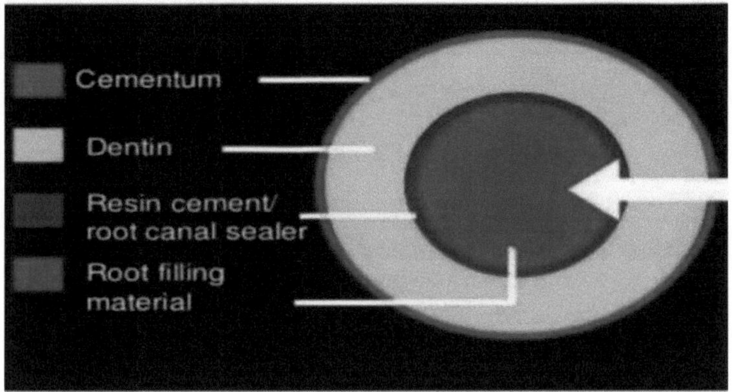

Fig 43.2 : Monobloco secundário

- **Monobloco terciário -** Sistema em que se formam três interfaces circunferenciais, entre a dentina e o cimento, entre o cimento e o substrato de ligação e, por último, entre o substrato de ligação e o material do pilar.
- Ex:. Postes de fibra + silano externo, endorez. Endorez são os cones de guta-percha revestidos de resina que são utilizados com o selante de metacrilato radiopaco.

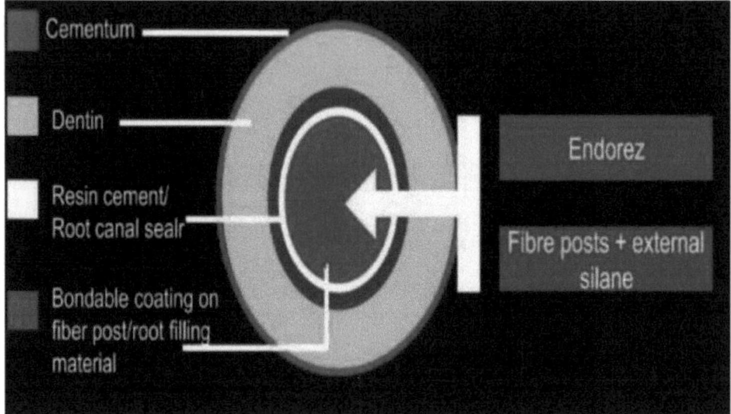

Fig 43.3 : Monobloco terciário

O conceito de vedação periférica em odontologia adesiva:

- A patologia mais comum que os clínicos tratam é a cárie e a sua consequente deterioração.
- O tratamento desta doença envolve o diagnóstico e a gestão do biofilme do paciente e, em seguida, a remineralização ou restauração da estrutura dentária danificada
- Tratar a cárie sem tratar a causa da cárie é o problema, que o programa CAMBRA (Caries Management By Risk Assessment) está a tentar resolver
- As lesões pequenas podem frequentemente ser tratadas de forma não cirúrgica, de acordo com o sistema internacional revisto de deteção e avaliação da cárie (ICDAS II)
- Depois de a doença sistémica ser tratada e as lesões incipientes serem remineralizadas ou infiltradas, os clínicos têm de determinar a quantidade de cárie que deve ser removida antes da restauração

- Para lesões pequenas e superficiais limitadas ao esmalte e à dentina superficial mais próxima da junção dentina-esmalte (JDE), a remoção completa da cárie pela técnica visual e tátil tradicional tem sido bem sucedida
- Os tratamentos dentários minimamente invasivos para estas lesões mais pequenas utilizando abrasão a ar, pontas de diamante sónico, cimento de ionómero de vidro e resina composta colada reduziram a necessidade de preparações tradicionais que eliminam estruturas anatómicas importantes
- Para lesões de média e grande profundidade, são necessárias técnicas mais sofisticadas para determinar os pontos finais ideais de remoção de cáries
- Os objectivos gerais desta abordagem sistemática à determinação do ponto final da remoção de cáries são a manutenção da vitalidade da polpa após a restauração por métodos adesivos
- A eliminação de infecções dentárias através da remoção, desativação ou selagem de bactérias; e a conservação da estrutura dentária intacta para uma função biomimética a longo prazo
- Os objectivos específicos da determinação do ponto final da remoção de cáries são a criação de uma zona de selagem periférica e a prevenção absoluta da exposição pulpar, gerando simultaneamente uma restauração altamente aderente com um excelente prognóstico a longo prazo
- Em primeiro lugar, ao criar uma zona de selagem periférica de 1-3 mm constituída por dentina superficial normal, DEJ e esmalte, pode ser gerada uma resistência de ligação de aproximadamente

4555 MPa

- A zona de selagem periférica será confirmada pela ausência total de coloração com corante para deteção de cáries
- Esta zona livre de cáries também pode ser confirmada por uma leitura DIAGNOdent (KAVO) de aproximadamente 12.

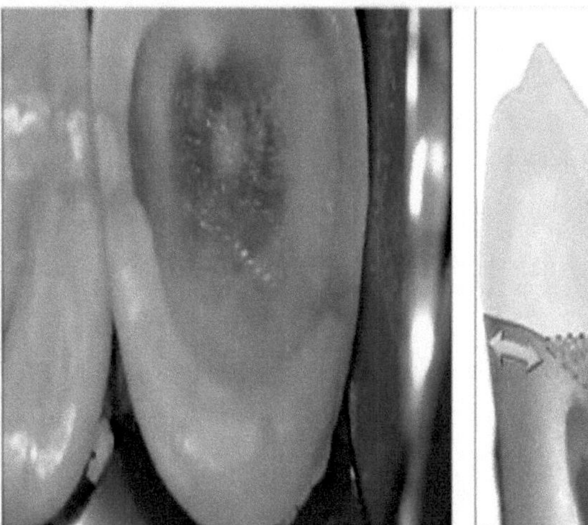
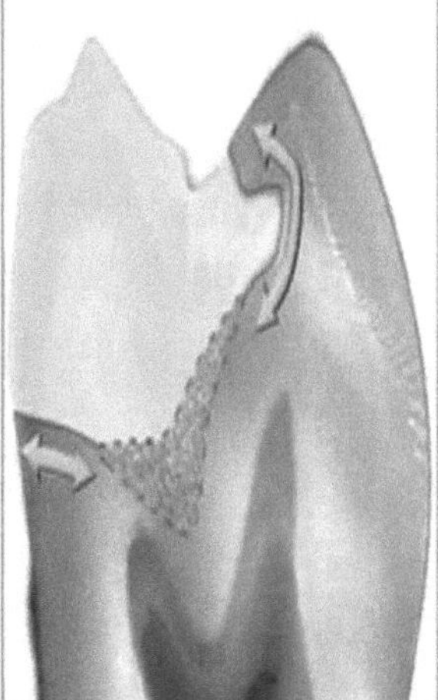

Fig 44 : O conceito de vedação periférica

Conclusão

- A microinfiltração foi reconhecida como o principal fator causal do insucesso das restaurações, que pode resultar de muitos factores, desde a carga iónica do material de restauração até à reatividade química dos fluidos difusores, passando pelas competências clínicas do operador. A microinfiltração deve ser reconhecida como um fenómeno que reduz lentamente a eficiência de uma restauração para moldagem.
- Foram implementados vários métodos para detetar microfugas, tendo cada método o seu conjunto de vantagens e desvantagens.
- Devem ser feitas tentativas para reconhecer os factores que levam à microinfiltração, conduzindo assim à desintegração marginal. Os operadores devem concentrar-se em fazer desaparecer a microinfiltração, de modo a aumentar a longevidade das restaurações e a servir a humanidade com intenções honestas e sinceras.
- A preparação correta dos dentes é realizada através de procedimentos sistemáticos baseados em princípios físicos e mecânicos definidos. Para além disso, as propriedades físicas e as capacidades dos diferentes materiais de restauração devem ser apreciadas. Todos estes factores são determinantes para compreender a preparação adequada dos dentes, preservando assim a integridade marginal adequada.
- Sem este conhecimento de base, acrescido de informação adicional relativa à mecânica de corte e à gestão do doente, não é possível exercer o discernimento adequado para uma preparação eficaz e

correta dos dentes. Se os princípios da preparação dos dentes forem seguidos, o sucesso de qualquer restauração será grandemente alcançado.

- Um material de restauração ideal deve satisfazer muitos requisitos, induzindo uma boa vedação, uma ligação duradoura ao dente, resistência mecânica suficiente e baixa viscosidade, resistência contra a desintegração, compatibilidade com os tecidos e caso de manuseamento.
- O novo material de restauração pode ser sensível à técnica e

incorreto

A sua aplicação pode levar a restaurações falhadas e a pacientes insatisfeitos.

- É importante que qualquer decisão de mudar para um novo material de restauração se baseie em provas científicas e num conhecimento profundo dos mecanismos químicos e físicos do cimento.
- A isto deve seguir-se um estudo das recomendações de utilização do fabricante e o seguimento dos passos publicados pelo fabricante, uma vez que os novos produtos exigem frequentemente procedimentos que não são familiares ao médico.

REFERÊNCIAS

1. Davidson CL. O material de restauração ideal. Ned Tijdschr Tandheekd.1996 103:435-6.
2. David Hornbrook. O restaurador ideal: Será que existe? Revista Cosmetic Dentistry Dental town. março de 2011:102-104.
3. Rouulet JF. Integridade marginal, significado clínico. J Dent. 1994;22:S9- 12
4. Pickard's Manual of Operative Dentistry - 8ª Ed. (2003)
5. Edward J. Swift. Sistemas de colagem para materiais de restauração - revisão abrangente. Odontopediatria. 1998; 20: 80-84
6. AlaniAH, Toh CG. Deteção de microinfiltração em torno de restaurações dentárias: Uma revisão. Operative Dentistry. julho de 1997; 22:173-85.
7. Andrea Fabianellia et al. A relevância dos estudos de microinfiltração. Odontologia Internacional. 2007; 9: 64-74.
8. Ogura Y, Katsuumi 1. Propriedades de presa e capacidade de selagem de materiais de selagem temporária hidráulicos. DentMatl J. 2008; 27:730-5.
9. Brannstrom M, Nordenvall KJ. Penetração bacteriana, reação pulpar e a superfície interna da ligação do esmalte, obturações de compósito em cavidades condicionadas e não condicionadas. J Dent Res. 1978; 57: 3-10.
10. Nelson, R.S, Wolcott, R.B, Paffcnbargc. Troca de fluidos nas margens das restaurações dentárias. Jornal da Associação Dentária Americana. 1952;44:288-295.

11. Brannstrom M, Vojinovic O. Resposta da polpa dentária à invasão de bicteria redonda de três materiais de obturação. J Dent Child. 1976;43:15-21

12. Eakle WS, Ito RK. Efeito da técnica de inserção na microinfiltração em restaurações de resina composta mesio-oclusodistal. Quintessence Int.1990;21:369- 374

13. Kidd EAM.Microleakage:areview,J Dent.1976;4:199-205

14. Eick JD,Welch FH.Contração de polimerização de resinas compostas posteriores e a sua possível influência na sensibilidade pós-operatória. Quintessence Int.1986;17:103-11.

15. Krejci 1. Lutz F. Adaptação marginal de restaurações de classe V utilizando diferentes técnicas de restauração. J Dent. 1991; 19:24-32.

16. Sano H, Yoshiyama M, Ebisu S, Burrow MF, Takatsu T, Ciucchi B, Carvalho R, pashley DH. Observações comparativas de SEM e TEM da nanoinfiltração dentro da camada híbrida. Oper Dent. 1995; 20; 160-167.

17. Pioch T, Staehle HJ, DuschnerH, Garcia-Godoy F. Nanoleakage at the composite-dentin interface: a review. Am J Dent 2001; 14:252-258.

18. Gudbrand Oilo. Alterações dimensionais lineares durante a presa de dois cimentos de policarboxilato. Jornal de Reabilitação Oral. 1976; 3:161-166.

19. Fusayama T., Nakamura M., Kurosaki N. e Iwaku M. Adesão sem pressão de uma nova resina de restauração adesiva. J Dent Res. 1979; 58:136472.

20. George C.P, Nelson. W.R, Praful Patel. Alteração dimensional da amálgama dentária e uma correlação sugerida entre a integridade marginal e a fluência, lour of American Dent Assoc. 1979; 99:31-37.
21. Zardiackas L D, Russin T P. Uma avaliação do selamento marginal da amálgama utilizando S.l.A. Biomat Med Dev Art Org. 1980; 8:49-58.
22. Nakabayashi N., Kojima K. e Masuhara E. A promoção da adesão por infiltração de monómeros nos estados dos dentes. J Biomed Mat Res.1982;16:265-73.
23. Zardiackas L D, Stoner G E. Adesão à tração e ao cisalhamento de amálgama à estrutura dentária utilizando amálgama interfacial selectiva. Biomateriais. 1983;4:9-12.
24. Brannstrom M,Torstenson B,Nordenvall KJ,O espaço inicial em torno de grandes restaurações de compósito in vitro:o efeito do condicionamento ácido das paredes de esmalte,Journal Dent Res.1984;63:681-4.
25. Varga J,Mastsumura H,Masuhara E.Colagem de amálgama à cavidade dentária com resina adesiva.Dent Mater J.1986;5:158-164.
26. Phillips RW,Swartz ML, Lund MS et al.Desintegração in vivo de agentes de cimentação.Am Dent Assoc.1987;114:489-492.
27. Stanince M, Eakle W S, Silverstein S,Marshall G W, Artiga N.Bondede amalgam sealants: resultado clínico de dois anos J Am Dent Assoc 1998;129:323-329.
28. Tao L-, Pashley D.H. e Boyd L. O efeito de diferentes tipos de

camadas de esfregaço na resistência de união da dentina e do esmalte. Dent Mater. 1988;4:208-16.

29. Kanca J. Um método de colagem à estrutura dentária utilizando ácido fosfórico como condicionador da dentina e do esmalte. Quintessence Int. 1991; 22:285-90.

30. Nakabayashi N, Watanabe A, Gendusa N J. Adesão à dentina de uma resina 4- META/ MMA-TBB "modificada": função do HEMA. Dent Mater. 1992; 8: 259-264

31. White SN, Yu Z. Espessura da película de novos agentes de cimentação adesiva. Journal of Prosthetic Dentistry. 1992; 67: 782-5.

32. Gwinnett A.J. Quantitative contribution of resin infiltration/hybridization to dentin bonding (Contribuição quantitativa da infiltração/hibridação da resina para a ligação da dentina). Am J Dent. 1993; 6:7-9.

33. Venhoven BA, de Gee AJ, Davidson CL. Contração de polimerização e conversão de resinas de metacrilato à base de BisGMA fotopolimerizáveis. Biomateriais. W3 14:871-5.

34. Tay F.R e Gwinnett A.J., Wei SHY .Evidência estrutural de uma interface tecidular selada com a técnica de colagem húmida Total etch, in vivo .J Dent Res.1994;73:629-36.

35. Ben-Amar A,Cardash HS,Judes H.A selagem da interface dente/amálgama por produtos de corrosão.Journal of oral rehabil.1995;22:101-4.

36. Rasmussson CG,Lundin SA.Restaurações de classe II em seis diferentes resinas compostas posteriores: resultados de cinco anos

Swed Dent J. 1995;19:173-182.

37. Tao L, Pashely D.H e Boyd L. O efeito de diferentes tipos de camadas de esfregaço na resistência de união da dentina e do esmalte. Dent Mater.1988;4:208-16.

38. Reusens B,D' hoore W,Vreven J.Comparação in vivo de uma resina composta amicropreenchida e de uma resina composta híbrida minifechada em restaurações de classe III: acompanhamento de 2 anos.Clin Oral Investing .1999;3:62-69.

39. Labella R, Lambrechts P,Van Meerbeek B,et al.Contração de polimerização e elasticidade de compósitos fluidos e adesivos preenchidos.Dent Mater.1999;15:128-137.

40. Gorden L Christensen5 Restauração de ouro fundido, terá o pêndulo da medicina dentária estética oscilado demasiado? J ADA. 2001;132:809-811.

41. H Ensaff,D M O'Doherty ,P H Jacobsen .Contração por polimerização de resinas compostas dentárias .Proc Instn Mech Engrs .2001;215:367-375.

42. Lewinstein I , Fuhrer N, Ganor Y. Efeito de um verniz de flúor na fuga de margem e na retenção de coroas provisórias cimentadas. J Prosthet Dent 2003;89:70-75.

43. Chu SJ, Ahmad I. Propriedades dinâmicas da luz de um material vitrocerâmico de quartzo sintético de baixa fusão. Pract Proced Aesthet Dent. 2003; 15:49-56.

44. Terry Donovan, RJ Simonsen, G Guertin, RV Tucker. Retrospective Clinical Evaluation of 1,314 Cast Gold Restorations in Service from 1 to 51 yean Why Gold Castings Are

Excellent Restorations (Avaliação clínica retrospetiva de 1,314 restaurações de ouro fundido em serviço de 1 a 51 anos). Jornal de medicina dentária estética e restauradora. 2004; 16; 194-204.

45. Geitel B, Kwiatkowski R, Zimmer S, et al. Estudo clinicamente controlado sobre a qualidade das restaurações de compósito de classe III, IV e V após duas orelhas. 1 Adhes Dent. 2004;6:247-253.

46. Ritter AV. Compósitos diretos à base de resina: recomendações actuais para resultados clínicos óptimos. Compend Contin Educ Dent. 2005;26:481-490.

47. Lindberg A, van Dijken JW ,Horstedt P.Adaptação interfacial in vivo de restaurações de resina composta de classe II com e sem um revestimento de resina composta fluida .Clin oral Investig .2005;9:77-83.

48. Andersson-Wenckert I5 Sunnegardh-Gronberg K.Flowable resin composite as a class II restorative in primary molars: Uma avaliação de dois anos Ata Odontol Scand .2006;64:334-340.

49. Small BW,Johnson W. Gold Foil and its use in Modern Dentistry .Dent Today .2006;25:92-96.

50. Beuer,F Aggstaaller H.; Edelhoff, D.; Gemet, W.; Sorensen, J. Ajustes marginais e internos de próteses dentárias fixas com retentores de zircónia. Dent. Mater. 2009; 25, 94- 102.

51. Mickenautsch S, Mount G, Yengopal V. Efeito terapêutico dos glassionomers: Uma visão geral das evidências. Aust Dent J. 2011; 56: 10-5.

52. Ebru Sumer et al. Agentes de cimentação permanente

contemporâneos utilizados em medicina dentária: A Literature Review. Int Dent Res. 2011;1: 26-3.

53. Khoroushi M, Mansoori-Karvandi T, Hadi S. O efeito do pré-aquecimento e da irradiação retardada na integridade marginal de um glassionomer modificado por resina. Gen Dent. 2012; 60: 383-8

54. Basawaraj Biradar, Sudharani Biradar, Arvind MS. Avaliação do efeito da água em três diferentes materiais de restauração compostos fotopolimerizáveis armazenados em água: Um estudo in vitro. Revista Internacional de Odontologia. 2012: 1-5.

55. Comelis S Parmiejer. Uma revisão dos agentes de cimentação. Jornal Internacional de Medicina Dentária. 2012; 7: 752-861.

56. Sirisha Gundam et al. Comparação da adaptação marginal do agregado de trióxido mineral, do cimento de ionómero de vidro e do material de restauração intermédio como materiais de obturação da extremidade radicular, utilizando o microscópio eletrónico de varrimento: Um estudo in vitro. Journal of Conservative Dentistry. 2014; 17: 566-570.

57. Giovanni Tommaso Rocca et al. A influência do reforço de FRCs na adaptação marginal de endocrowns de resina composta CAD/CAM alteram a carga de fadiga simulada. Odontology. 2016; 104: 220-232.

58. Motaz A. Ghulman. Efeito da Configuração da Cavidade (Fator C) na Adaptação Marginal do Compósito de Baixa Retração: Um Estudo Comparativo Ex Vivo. Revista Internacional de Medicina Dentária. 2011; 1-8.

59. Phillips RW .Skinners Science of Dental Materials .9th ed Pensilvânia, EUA, W.B.Saunders Company; 1991.

60. Annusavice KJ .Phillips Science of Dental Materials .10th ed Pennsylvania USA.W.B.Saunders Company ;1996.

61. Fathi MH, Golozar MA. A corrosão dos materiais dentários. Actas do Terceiro Congresso Nacional de Corrosão, Escola de Engenharia, Universidade de Teerão, Teerão, Irão. 1993: 15-38.

62. Phillips RW, Swartz ML, Boozayangool R. Efeitos da contaminação por humidade na resistência à compressão da amálgama. J Am Dent Assoc. 1954; 49:436-438.

63. R. E. Jordan, M Suzuki, A.R. Mills. Integridade marginal das ligas de amálgama em relação à fluência: um relatório preliminar. JPD. 1978; 40: 200-303.

64. Craig. Restorative Dental Materials. 11ª edição, Cimentos. Cap. 20, pág. no. 599.

65. O'Brien R. An Outline of Dental Materials and Their Selection (Uma descrição dos materiais dentários e sua seleção). Philadelphia, PA: WB Saunders Co; 1978:152-172.

66. Smith DC. Passado, presente e futuro dos cimentos dentários. In: Craig RG. Revisão de Materiais Dentários. Ann Arbor, MI: Faculdade de Medicina Dentária da Universidade de Michigan; 1977:52-77.

67. White SN, Yu, Tom JF, Sangsurasak S. Microinfiltração in vivo de cimentos de cimentação para coroas fundidas. J Prosthet Dent. 1994; 71: 333-338.

68. Diaz-Arnold AM, Vargas MA, Haselton DR. Estado atual dos

agentes de cimentação para a prótese fixa. J Prosthet Dent. 1999; 81:135-141.

69. Ralph W Phillips et al. Cimento de silicofosfato de zinco: Influência da composição na solubilidade ácida e no teor de fluoreto do esmalte. Jornal de Medicina Dentária Protética. julho de 1973; 29: 628-31.

70. McCabe JF, Walls AW. 9ª ed.. Oxford: Blackwell publishing Ltd; 2008. Materiais Dentários Aplicados; 245-64.

71. TR. Mahesh Singh et al. Cimentos de Ionómero de Vidro (CIV) em Medicina Dentária: A Review. Revista Internacional de Ciências Vegetais, Animais e Ambientais. 2011; 1:26-30.

72. Baldwin H. Cimento e obturações de amálgama. Br J Dent Sci. 1897; XL 699: 193-234.

73. Parfitt J B.Operative dental surgery, London:Edwards Arnold & Co,1931,3rd ed 196-198.

74. Pickard H M. Um manual de dentisteria operatória. 5ª ed. Oxford: UniversityPress, Oxford, 1983; 134-135.

75. Zardiackas L D, Stoner G E, Smith F K. Estabilização da amálgama dentária através de amálgama metálica selectiva. Biota Med Dev Art Org. 1976; 4: 193203.

76. Shimizu A, Ui T, Kawakami M. Resistência de união entre a amálgama e os tecidos duros do dente com aplicação de flúor, cimento de ionómero de vidro e cimento resinoso adesivo em várias combinações. Dent Mater J 1986; 5:225232

77. Shimizu A, Ui T, Kawakami M, Tsuchitani Y. Restauração de amálgama adesiva com revestimento de cimento resinoso:

Técnica básica e três casos clínicos. Jpn J Conserv Dent. 1987; 30: 68- 75.

78. Staninec M, Holt M. Colagem de amálgama à estrutura dentária: Testes de adesão à tração e de microinfiltração. J Prosthet Dent. 1988; 59:397-402.

79. Mach Z, Ruzickova T, Staninec M, Setcos J C. Restaurações de amálgama coladas: resultados clínicos de três anos. J Dent Res. 1998; 77:1020.

80. Mahler D B, Engle J H, Adey J D. Força de ligação e microinfiltração de adesivos de amálgama. J Dent Res. 1992; 71: 111.

81. Setcos J C, Staninec M, Wilson N H F. Avaliação clínica de restaurações de amálgama coladas ao longo de dois anos. J Dent Res 1998; 77:955.

82. Buonocore M. Um método simples para aumentar a adesão de materiais de enchimento acrílicos às superfícies de esmalte. J Dent Res. 1955; 34: 849.

83. Buonocore M., Wileman W. e Brudevold F. Um relatório sobre uma composição de resina capaz de se ligar a superfícies de dentina humana. J Dent Res 1956, 35.846-51.

84. Bowen R.L. Ligação adesiva de vários materiais a tecidos dentários duros II. Ligação à dentina promovida por um comonómero de superfície ativa. J Dent Res. 1965; 44:895-90.

85. Conselho de Materiais Dentários da Associação Dentária Americana. Instrumentos e equipamento. Sistemas de ligação à dentina: uma atualização. JADA. 1987; 114:91

5 .

86. Nakabayashi N. e Pashley D.H. Hybridization of dental hard tissue, Tóquio: Quintessence; 1998.

87. Mason P.N,Calabrese M. and Graif L,Modified extrusion shear bond strenfth of the new 3M adhesive .J Dent Res.1998;77:1239.

88. Watanabe I. e Nakabayashi N. Durabilidade da adesão de fenil-P fotopolimerizado em TEGDMA à dentina bovina retida por smear layer. Quintessence lot 1993 24:335-42.

89. Dietsehi D, Ardu S, Krejei 1. Um novo conceito de sombreamento baseado na cor natural do dente aplicado a restaurações diretas de compósito. Quintessence Int. 2006; 37: 91- 102.

90. Strassler HE. Avanços de produtos com resinas compostas de colocação direta: O estado atual da arte. Estética Contemporânea. 2006; 10:16-19.

91. Loguercio AD, Reis A, Hernandez PA, et al. Avaliação clínica de 3 anos de restaurações posteriores de resina composta empacotáveis. J Oral Rehabil. 2006; 33:144- 151.

92. Baratieri LN, Canabarro S, Lopes GC, et al. Efeito da viscosidade da resina e do bisel do esmalte no desempenho clínico de restaurações de compósito Classe V: resultados de três anos. Oper Dent. 2003; 28:482-487.

93. Fortin D, Vargas MA. O espetro dos compósitos: novas técnicas e materiais. J Am Dent Assoc. 2000; 131:26S-30S.

94. Dietsehi D, Scampa U, Campanile G, Holz J. Adaptação marginal e selamento de restaurações diretas e indirectas de resina composta de Classe II: uma avaliação in vitro. Quintessence Int.

1995; 26:127-38.

95. Huang C, Cheung G. Expansão higroscópica do compómero e de um compósito na redução de fendas artificiais. J Dent. 2002; 30:11-9.

96. Parvin Azarbal, Gerald E. Deqehy. Técnicas de inserção e adaptação de resina composta às margens da cavidade. Journal of Prosthetic Dentistry. 1981, 46. 66-70.

97. Soderholm KJ. Influência do tratamento com silano e da tração da carga na expansão térmica das resinas compostas. J Dent Res. 1984, 63.1321 6

98. Jorgenson KD,Matono R,Shmokobe H, Deformação de cavidades e preenchimento de resina em dentes carregados.Scand J Dent Res. 1976;84:46-50.

99. F.Lutz,J.C.Setcos,R.W.Philips e J.F.Roulet Resinas de restauração dentária Tipos e caraterísticas .Dental Clinics of North America.1983;27:697- 712.

100. Anna Marie E et al. Interações de superfície adversas entre adesivos fotopolimerizáveis de frasco anelar e compósitos fotopolimerizáveis químicos. Dental Material.2001;17:542-556.

101. E Asmussen,Factores que afectam a quantidade de ligações duplas remanescentes em polímeros de resina de restauração.Scandinavian Journal of Dental Research .1982;90:490-496.

102. X.Hu,P.M. Marquis and A.C.Shortall ,Two-body in vitro wear study of some current dental composites and amalgams .Journal of Prostheic Dentistry.1999;82:214-220.

103. A.Versluis D Tantbirojn e W.H.Douglas ,Os compósitos dentários encolhem sempre em direção à luz? Jounal of Dental Reseaarch .1998;77:1435-1445.

104. R.L. Bertolotti, Técnica de compósito posterior utilizando retração de polimerização dirigida e uma nova matriz. Periodontia Prática e Medicina Dentária Estética. 1991; 3: 53-58.

105. T. Fusayama, Indicações para resinas compostas adesivas autopolimerizáveis e fotopolimerizáveis. Jornal de Medicina Dentária Protética. 1992, 67.46-51.

106. A.J.Feilzer, A J. do Gee md C.L Davidson Tensões de ajuste em compósitos para dois modelos diferentes de curiosidades Dentil Materials .1993;9:2-5.

107. Y.Kinomoto ,M,Torii,F. Takeshige e S. Ebisu Comparação das tensões de contração de polimerização entre compósitos autopolimerizáveis e fotopolimerizáveis Jounal of Dentistry .1999;27:383-389.

108. R.M.Carvalho ,J.C.Pereira,M Yoshiyama and D.H Pashley ,A review of polymerization contraction : the influence of stress development versus stress relief.Operative Dentistry.1996;21:17-24.

109. B.M.Griffiths ,M.Naasan,M Sherriff and T.F Wastson Variable polymerization shrinkage and the interfacial micropemeability od a dentin bonding system .Jounal of Adhesive Dentistry.1999;1:119-131.

110. J.W van Dijken ,P.Horstedt and R Waern,Direted polymerization shrinkage verus a horizontal incremental filling technique :

interfacial adaptation in vivo in Class II cativites .American Jounal of Dentistry.1998;11:165-172.

111. E.J. Swift, K.N. May e A.D. Wilder, Effect of polymerization mode on bond strengths of resin adhesive/cement systems. Journal of Prosthodontics. 1998;7:256-260.

112. Miller MB et al. Adesivos dentários. Realty. 1999; 13:182-7.

113. Murilo Baena LOPES et al. Avaliação do Coeficiente de Expansão Térmica da Dentina Humana e Bovina por meio de Análise Termomecânica. BrazDent J. 2012; 23:3-7.

114. Katia Gerhardt et al. Propriedades de massa e superfície relacionadas ao tamanho da carga do compósito. Braz J Oral Sci, 2013; 12(4): 323-29.

115. Luis Felipe J. Schneider et al. Tensões de Retração Geradas durante Aplicações de ResinaCompósito: Uma revisão. Jornal de Biomecânica Dentária. 2010, Artigo ID 131630,1-14.

116. Jack L. Ferracane. Desempenho de compósitos à base de resina: Há coisas que não podemos prever? Dent Mater. 2013; 29: 51-58.

117. Qasem Diefallah Alomari. Efeito do fator C e do modo de polimerização LED na microinfiltração de restaurações de resina composta de classe V. Jornal Europeu de Medicina Dentária. 2011; 5: 400-408.

118. Sergio Kiyoshi, Ishikiriama et al. A influência do fator C e da técnica de ativação da luz nas forças de contração de polimerização da resina composta. J Appl Oral Sci. 2012; 20:603-6.

119. Cohen S, Hargreaves K. pathways of the pulp (9lh edi) 2006: p36l.

120. Herbert Schilder. Preenchimento de canais radiculares em três dimensões; JOE abril de 2006, 32(4):281-290

121. Ghana H, Briggs P, Moss R. Degradation of a silver point in association with endodontic infection, lnt Endod J 1998: 31. 141 146.

122. JanieS L' Gutmann' Sergl° Kuttler e Stephen P. Niemczyk. Obturação de canais radiculares: Uma atualização. Academia de Medicina Dentária Geral: 2010: 1-11.

123. Singh H, Markan S, Kaur M, Gupta G. "Endodontic Scalers": Conceitos actuais e análise comparativa. Dent Open J. 2015; 2: 32-37.

124. Roland W, Bryant Fratura marginal de restaurações de amálgama: uma revisão. Aust Dent J. 1981; 26: 162-6.

125. Mahler DB, Terla LG. Relação entre o desenho da cavidade e os materiais de restauração. Dent Clin North Am. 1965; 23: 149-57.

126. Roberson TM, Heymann HO, Ritter AV. Introdução às restaurações de amálgama. Em: Roberson TM, editor. Arte e Ciência da Dentisteria Operatória de Sturdevants. 5ª ed., St. St. Louis, Missouri: Mosby Inc; 2006. p. 699.

127. Marzouk MA, Simonton AL, Gross RD. Preparação de cavidades de classe I para amálgama. Em: Cargas HJ, editor. Operative Dentistry Modem Theory and Practice. 1.ª ed. St. Louis: Ishiyaku EuroAmerica Inc; 1985. p. 123.

128. Elderton RJ. Ângulo da superfície da cavidade, ângulos da margem da amálgama e preparação da cavidade oclusal. Br Dent J. 1984; 156: 319-24.

129. Sturdevant. Arte e ciência da medicina dentária operatória - (4ª edição).

130. Charbenaeu. Livro de texto de dentisteria operatória.

131. Marzouk. Dentisteria operatória - teoria e prática modernas. (1ª edição)

132. McGehee. Livro de texto de dentisteria operatória. (4ª edição).

133. Piwowarczyk A, Lauer HC, Sorensen J A. Microinfiltração de vários agentes de cimentação para coroas totalmente fundidas. Dent Mater. 2005; 21: 445-53.

134. John J Manappallil. Materiais dentários básicos. 4ª edi, 2016.

135. 1 Kidd EAM. Microleakage: uma revisão. J Dent. 1976; 4: 199-205.

136. Trowbridge HO. Sistemas modelo para determinar os efeitos biológicos da microinfiltração. Oper dent. 1987; 12: 164-72.

137. Ben-Amar A, Cardash HS, Judes H. O selamento da interface dente/amálgama por produtos de corrosão. J Oral Rehabil. 1995; 22: 101-4.

138. Lechner SK, Thomas GA.Alterações causadas pelo processamento de próteses mandibulares completas.J Prosthet Dent .1994;72:606-13.

139. Cost Pfeifer CS,Braga RR,Cardoso PE.Influência das dimensões da cavidade, da técnica de inserção e do sistema adesivo na microinfiltração de restaurações de Classe V.Journal of American Dentalk Association .2006;137;197-200.

140. Totiam P Gonzalez-Cabezas C.Fontana M.R,& Zero D.T.A New in vitro Model to Study of the Relationship of Gap Size and

Secondary Caries Caries Research .2007;41;467-473.

141. Kidd E. A., Joyston-Bechal, S., & Beighton, D. A escavação e a coloração marginais como fator de previsão de cáries secundárias em torno de restaurações de amálgama: Um estudo clínico e microbiológico. Journal of Dental Research. 1995; 74: 1206-1211.

142. Diercke, K., Lussi, A., Kersten, T., & Seemann, R. Desenvolvimento isolado de lesões semelhantes a cáries internas (parede) num modelo in vitro de base bacteriana. Clinical Oral Investigations. 2009; 13:439-444

143. Priyalakshmi.S, Manish Ranjan. Uma Revisão sobre a Deterioração Marginal da Restauração de Compósito. Jornal de Ciências Médicas e Dentárias. 2014; 13: 06-09.

144. Pashley DH, Carvalho RM. Permeabilidade da dentina e adesão à dentina. J Dent.1997; 25:355-72.

145. Zollner A, Gaengler P. Reacções da polpa a diferentes técnicas de preparação em dentes com doença periodontal. J Oral Rehabil. 2000; 27:93-102.

146. Ankit Arora ,Shashi Rashmi Acharya ,Padmaja Sharma .Uma avaliação comparativa da hipersentitividade dentinária e microlekage associada a restaurações de compósito em cavidades pré-condicionadas com abrasão de ar - Um estudo ex vivo .Contemporary Clinical Dentistry.2012;3:306-66.

147. Granath LE, Svensson A. Studies of milage whh ras.ora.ive matena s.A new air pressure method. Scand J Den. Res. 1970; 78;353-66

148. Harper, W.E : O carácter das cavidades atingidas por presente por presente das ligas mais conhecidas como indicado pelo teste de pressão de ar. Den Rest. 1921; 261179- 1198.
149. King RFH. Blue ink as a test for water-tight filling, British Journal of Dental Science. 1874;17:423-425.
150. Tomes C. Paper to Odontological Society of Great Britain British Journal of Dental Science. 1875; 18: 239-240.
151. Kumar M, Mohan e Lakshminarayan L. Methods of Detecting Microleakage. Journal of Conservative Dentistry. 2004; 7: 79-88.
152. Going RE. Microfugas em torno de restaurações dentárias: uma revisão resumida. Jornal da Associação Dentária Americana. 1972; 84: 1349-1357.
153. Tsuchiya T, Zidan O, e Gomez-Martin 0. Lacunas marginais em cavidades de Classe V: estudo comparativo de agentes de ligação dentinária e técnicas de aplicação. J Dent Res, 1986, 65:765.
154. Spangberg LSW, Aciemo TG, e Cha BY. Influência do ar aprisionado na exatidão dos estudos de fugas utilizando métodos de penetração de corante. J Endodont. 1989; 15:548-551.
155. Crisps & Wilson AD. Radioactive tracer technique for monitoring of microleakage: an interim report Journal of Biomedical Materials Research. 1980; 14: 373-382
156. Sadullah KAY A et al. Comparação dos métodos de extração de corante ou de penetração de corante para determinar quantitativamente a microinfiltração de três selantes de canais radiculares diferentes. Dentistry. 2011:1.
157. Kornfield B. Estudo do comportamento clínico das resinas em

dentisteria operatória Journal of Dental Research. 1953; 32: 714.

158. Hammesfahr PD, Huang CT & Shaffer SE. Microinfiltração e resistência de união de restaurações de resina com vários agentes de união. Dental Materials. 1987; 3: 194- 199.

159. Crim GA & Garcia-Godoy F. Microleakage: the effect of storage and cycling duration Journal of Prosthetic Dentistry. 1987; 57: 574-576.

160. Going RE' Cavity lineFS and dentin treatment- Journal of the American Dental Association. 1964; 69:415-422.

161. Alan ThC influence of dentin bond'ng agents upon the microleakage associated with composite resin restoration and their effects upon the dental pulp Tese de doutoramento, Universidade de Dundee, Escócia: 1990.

162. Going RE, Myers HM & Prussin SG. Método quantitativo para estudar a microinfiltração in vivo e in vitro. Journal of Dental Research. 1968; 47:1128- 1132.

163. Meyer JM, Dennison JB & Craig RG. Método melhorado de análise por ativação de neutrões para estudos de microinfiltração. Journal of Dental Research. 1974; 53: 356- 363.

164. Ross EE, Lai J, Williams NB & Falcetti JP. A seleção de materiais para adesão à estrutura dentária humana. Journal of Dental Research. 1955; 34: 577- 588.

165. Mortensen DW, Boucher NE & Ryge G. Um método para testar a fuga marginal de restaurações dentárias com bactérias. Jornal de Investigação Dentária. 1965; 44:58-63.

166. Davidson CL. O material de restauração ideal. Ned Tijdschr

Tandheelkd. 1996; 103:435-6

167. Gregory E. Smith. Restaurações diretas em ouro, Copyright © 2013 by Mosby, an imprint of Elsevier Inc: el58-el82.

168. Smith GE, Gale W, Schmidseder J. Princípios de preparação de cavidades para restaurações de amálgama de prata. Zahnarzt. 1982; 26: 515-25.

169. Studevant's Arte e ciência da dentisteria operatória 5ª edição.

170. As técnicas de bisel axial: Nova técnica para restaurações extensas posteriores em resina composta. Quintessence lnt.2000; 31:231-239.

171. Opdam Nj aL Necessidade de biséis para restaurações de compósito classe II só em caixa. JPD. 1998; 80: 274-278.

172. Hoard RJ, Watson J. Relação dos biséis com a adaptação de inlays intracoronários. JPD. 1976; 35: 538-542.

173. Paula Dechichi et al., Smear layer: Uma breve revisão de conceitos gerais. Parte I. Caraterísticas, compostos, estrutura, bactérias e selagem. RFO UPF. 2006; 11:96-99.

174. Dorothy McComb. Materiais de restauração com gálio. J Can Dent Assoc 1998; 64:645-47

175. Singh RA, Tandon SB, Rakhee MC. Comparative Evaluation of Clinical Efficacy of Gallium and Amalgam Alloys in Primary Molars (Avaliação comparativa da eficácia clínica de ligas de gálio e amálgama em molares primários). J Indian Soc Pedo Prev Dent. 2004; 22: 68-72.

176. Richard M. Waterstrat Robert W. Longton. Ligas de Gálio-Paládio como Material de Enchimento Dentário. Relatórios de

Saúde Pública. 1964; 79:638-642.

177. Mitra SB. Adesão à dentina e propriedades físicas de um revestimento/base de glassionomer fotopolimerizado. J Dent Res. 1991; 70: 72-4.

178. Sidhu SK, Watson TF. Materiais de ionómero de vidro modificados por resina. Um relatório da situação para o American Journal of Dentistry. Am J Dent. 1995; 8: 59-67.

179. Bourke AM, Walls AW, McCabe JF. Cimentos de polialkenoato de vidro (ionómero) activados por luz: A reação de presa. J Dent. 1992; 20: 115-20.

180. Abdalla AL Interface morfológica entre ionómeros híbridos e dentina com e sem remoção da smear-layer. J Oral Rehabil. 2000; 27: 808-14.

181. Coutinho E, Yoshida Y, Inoue S, Fukuda R, Snauwaert J, Nakayama Y, et al. Formação da fase de gel nas interfaces vidro-ionómero/dente modificadas por resina. J Dent Res. 2007; 86: 656-6

182. Marquezan M, Fagundes TC, Toledano M, Navarro MF, Osorio R Degradação diferencial das ligações de dois cimentos de ionómero de vidro modificados por resina em dentes decíduos e permanentes. J Dent. 2009; 37: 857-64.

183. Rahiotis C, Vougiouklakis G. Efeito de um agente CPP-ACP na desmineralização e remineralização da dentina in vitro. J Dent. 2007; 35: 695-8.

184. Fereshteh Shafiei et al. Microinfiltração marginal de uma restauração de vidro modificado com resina de 10n°mer: Efeito

da interação entre a ativação da luz retardada e o tratamento de superfície. Dent Res J (Isfahan). 2015; 12:224-230.

185. Papagiannoulis et al. Avaliação clínica do compósito de resina modificada com poliácido (compómero) em restaurações de Classe II de dentes decíduos: um estudo de acompanhamento de dois anos. Pediartice Dentistry.1999;21:231-4.

186. Oldenburg TR, Vann J, Dilley D; Restaurações com compósito para molares primários - resultados de dois anos. Pcdiatr Dent. 1985; 7: 96-103.

187. Payne J. H.: O selamento marginal da restauração de classe II,. Resina Composta Fluida Comparada com C.lass lonomer Injetável. J, ClinPediatr Dent. IW; 23. 123-130.

188. Romito LM, Shaddy RS, Ellis RW, Latta MA, Efeitos de um compósito fluido na microinfiltração da margem gengival, IADE.AADR. CADR 80ª Sessão Geral.

189. Torabinejad M, Watson TF, Pitt Ford TR. Capacidade de selamento de um agregado de trióxido mineral quando utilizado como material de obturação de extremidades radiculares. J Endod. 1993; 19:591-5.

190. Torabinejad M, Hong CU, Pitt Ford TR, Kaiyawasam SP. Reação dos tecidos ao super-EBA implantado e ao agregado de trióxido mineral na mandíbula de cobaias: Um relatório preliminar. J Endod. 1995; 21: 569-71.

191. Torabinejad M, Hong CU, Pitt Ford TR, Kettering JD. Citotoxicidade de quatro materiais de obturação de extremidades radiculares. J Endod. 1995; 21:489-92.

192. Torabinejad M, Parirokh M. Agregado de trióxido mineral: Uma revisão exaustiva da literatura - Parte II: Investigações sobre fugas e biocompatibilidade. J Endod. 2010; 36: 190-202.

193. Peters CI, Peters OA. Carregamento oclusal de limalhas de extremidade radicular de EBA e MTA num mastigador controlado por computador: Um estudo de microscopia eletrónica de varrimento Int Endod J. 2002; 35:22-9.

194. Grech L, Mallia B, Camilleri J. Investigação das propriedades físicas do material de preenchimento da extremidade radicular à base de cimento de silicato de cálcio,. Dent Mater 2013; 29:20-8.

195. Ficheiro científico Septodent Biodentine.2010.

196. LB Skinner, S R Chae, C J Benmore, H R Wenk e P J M Monteiro Nanoestrutura de hidratos de silicato de cálcio em cimentos Physical Review Letters.2010;104(19) Artigo ID 195502.

197. Sneha S.Mantri, Abhilasha S. Bhasin. CAD/CAM em restaurações dentárias; uma visão geral. Anais e Essências da Medicina Dentária. 2010;II (3):123-128.

198. https://learnwithdrscott.com/ionic-bond-definition/

199. https://byjus.com/chemistry/hydrogen-gas/

200. https://compoundnames.weebly.com/blog-posts/metallic-bonding

201. https://www.promiseedental.com/news/secondary-dental-caries-58998803.html

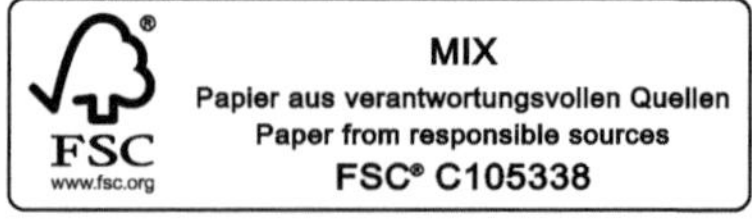

Printed by Books on Demand GmbH, Norderstedt / Germany